増補版

血管と血流をきれいにするだけで糖尿病はグン！とよくなる

高血圧や動脈硬化の心配もなくなる！

東北大学名誉教授
木村修一 監修

総合科学出版

監修の言葉

生活習慣病を改善する「抗糖化」と「抗酸化」

世界中どこの国にも、民間療法として利用されている薬用動植物があります。それがいかにもそれらしい薬草やきのこであれば驚きませんが、昆虫だったり毒々しいきのこだったりするとギョッとすることもあります。しかしその国には、独自の気候や環境、歴史があり、食と健康に関する膨大な経験の上で薬用の動植物が特定されているのです。少し研究すれば納得の物質がほとんどであり、驚くにはあたりません。

シベリア産カラマツから抽出されるタキシフォリンも、その歴史には最初少し驚かされました。現地の人々はカラマツの、樹皮ではなく木の部分を食用にしていたのです。

いかに厳しい環境とはいえ木を食べるというのはよほどのことだと思いますが、実はその成分には血管の老化や劣化を防ぐ強力な抗酸化力があり、薬用植物として貴重な存在であったのです。

タキシフォリンは、近年その薬理作用が注目される植物フラボノイドの一種です。植物は自らが移動できない生物なので、紫外線や病害虫、暑さ、寒さから身を守る化学物質を生成します。それが植物フラボノイドであり、カラマツの場合はタキシフォリンであるわけです。

人間などの動物は、それを食べることで同じ力を得ています。特に人間は加齢によって衰える抗酸化力の補てんのために、抗酸化物質を含む植物を食べているのです。

タキシフォリンを私たち日本の研究者が研究してみると、抗酸化力だけでなく抗糖化力もあり、生活習慣病の予防や改善に役立つことがわかってきました。特に中高年の日本人の糖尿病や血管障害にとって、非常に有益な薬理作用を持っています。

日本は今世界一の長寿国と言われていますが、健康で長生きするのは簡単なことではありません。必要な食事、必要な運動を行い、自分の体を整える必要があります。

万一病気になったら医療に全てまかせるのではなく、自分で自分の体を守る知恵が必要です。もし血管に問題があればタキシフォリンの利用は大きな朗報でしょう。

現代は情報化社会なので、自分にとって必要な健康情報、医療情報は自分で収集することができます。そうやって頭と体をしっかり使っていくことも、健康にとって重要なことです。

東北大学名誉教授／加齢・栄養研究所　所長　木村修一
（第1章〜5章の学術部門を監修）

はじめに

糖尿病患者の血管を守る「タキシフォリン」とは

今日、科学技術は高度に発達し、電子顕微鏡で細胞の世界に分け入り、人間の設計図である遺伝子をゲノム解析で全て解き明かしました。ミクロのカメラで体内を映し出し、放射線で病巣を叩き、万能細胞で失われた体の組織を再生する直前まで来ています。いつかこの高度な科学技術で、どんな病気でも治せる日が来るのではないかという気さえする時代です。

ところが今でも治療の難しい病気は山ほどあって、これほどの科学技術を駆使しても最適な薬を1つ作り出すのにも苦労しています。今日でも創薬のために研究者や製薬メーカーが行っているのは、世界の民間薬や自然素材のリサーチです。

最近でもインフルエンザ治療薬のタミフルの原料は、中華料理のスパイス「八角」(シキミ酸という物質)、次に登場したリレンザは海ツバメの巣などから抽出されたシアル酸です。どうやら地球上にはまだたくさんの薬の素材が埋もれており、新しい技術により、どこかで眠っている薬の材料をいかに発見し、どのように活用するかが人類の知恵であるようです。

そのような植物、薬効のある植物としてご紹介したいのがシベリア産カラマツ。マイナス67℃にも達する極寒の地に生息する樹木です。現地の人々は何百年も前からこの木を「神の木」としてあがめ、この木からとったエキスによって病気を遠ざけ、健康を守ってきました。

1960年代中頃になって、ロシアの女性有機化学者ノンナ・A・チュカーフキナ博士は、民間療法として利用されていたシベリア産カラマツの薬効に注目し、樹皮の下の木質部、つまり硬い木の部分に非常に優れた抗酸化力がある成分を発見しました。

その成分こそ、本書で紹介しているタキシフォリン。ポリフェノール類の植物フラボノイドの一種です。

タキシフォリンは、非常に強力な抗酸化物質で、糖化や酸化から血管を守り、再生を助ける強力な生理活性作用があります。特に糖尿病の血管においてその作用は顕著で、合併症の予防や改善に関しても有効であるという研究結果が出ています。

糖尿病は、今でも治療の難しい病気です。インスリンというホルモンの不足や動脈硬化性疾患に起因するこの慢性病は、未だに多くの人々を苦しめ、治癒という解放の扉を閉ざしています。新薬や治療法は増え、あたかも治癒への道が開けているかのようですが、実際は選択薬の種類を増やしているにすぎません。

そんな中、タキシフォリンの利用によって血糖値が下がり、合併症も改善したという人が増えています。タキシフォリンを使っているので薬の量が減った、ひどい倦怠感や不快症状がなくなって、体調がよくなったという人も多いのです。もちろん糖尿病が完治したというのではありませんが、タキシフォリンがこの難しい病気のつらい症状を改善し、たくさんの人に元気を取り戻しているのは事実です。

そこで本書でタキシフォリンとは何か、なぜ糖尿病、および動脈硬化を改善しうるのかについて紹介してみます。その中で糖尿病と動脈硬化とはどういうものなのかも述べてみます。

現在糖尿病に苦しんでおられる方、動脈硬化に困っておられる方の一助になれば幸いです。

増補版 血管と血流をきれいにするだけで糖尿病はグン！とよくなる

目次

第2章
寝たきりにつながる動脈硬化とは何か 53

第1章

なぜ糖尿病は増えているのか

～血管と血流の悪化が糖尿病と動脈硬化を招く～

糖尿病患者は過去最高の950万人

厚生労働省の「2012年国民健康・栄養調査結果」によると、糖尿病の患者数は過去最高の約950万人に上ることがあきらかになりました

また、糖尿病予備軍と考えられる人は1100万人ですので、あわせて約2千万人。日本の人口を1億2千万人とすると、6人にひとりが糖尿病とその予備軍ということになります。男女の比率でいうと男性の方が女性の約1・5倍多いようです。

予備軍というのは、血糖値やヘモグロビンA1cといった検査値が正常範囲（血糖値正常値110mg未満、ヘモグロビンA1c正常値4・3〜5・8％）を超えている人を指します。まだ糖尿病と断定できる数値ではないものの、放置すれば糖尿病になってしまう人ですから、限りなく糖尿病に近い人。むしろ糖尿病になりかかっている人と考えた方がいいでしょう。厚労省の統計で言えば「糖尿病の可能性を否定できない人」に当たります。

左の統計を見るとわかる通り、患者数は増加しています。若干減少に転じているの

は「糖尿病の可能性を否定できない人」、つまり数値からいって糖尿病予備軍と考えられる人です。これが患者の減少につながるか否かは不明です。

「糖尿病」と「糖尿病予備軍」の
合計は2050万人（2012年）

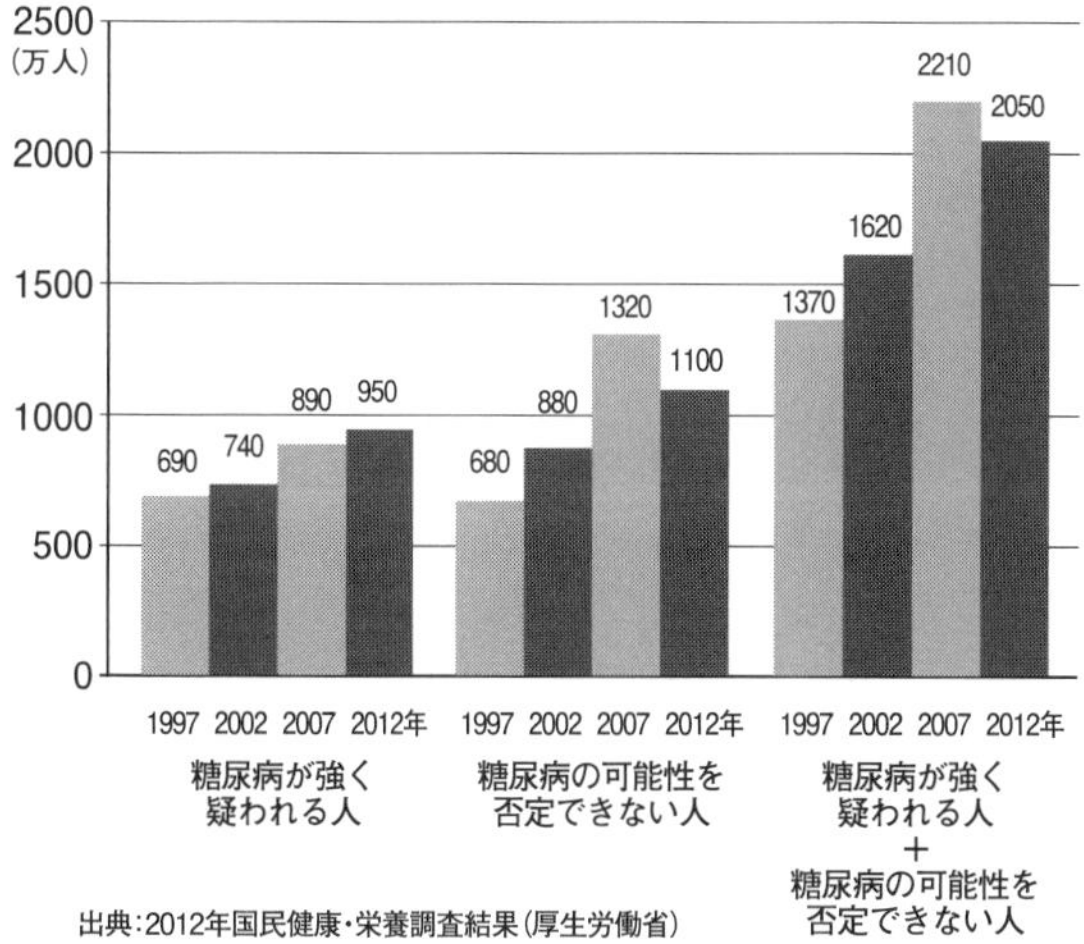

出典：2012年国民健康・栄養調査結果（厚生労働省）

患者数増加の本当の理由は高齢化

今日、糖尿病に関する情報は広く普及し、検診を受ける人も増えています。暴飲暴食を避け肥満を防ぐ、ウォーキングなど軽い運動習慣を持つなど、日頃から気をつける人が増えました。にもかかわらず患者数は増え続けています。この50年間で、35倍から40倍に増えたと言われています。なぜなのでしょう。

かつて糖尿病は、甘いものや脂っこいものなど高カロリーの食事が原因の贅沢病と言われました。運動不足や肥満などが重なるとリスクは倍増します。

今でも糖尿病患者の増加理由として、食べ過ぎによる肥満が挙げられ、摂取カロリーを控えよう、運動習慣をつけようと提唱されています。まるで日本人の多くが大食いで肥満体で怠け者ばかりなので糖尿病が増えた、とでもいいたそうです。

しかし教育水準の高いわが国で、栄養や食事と健康の関係を知らない無知な人はいません。一般常識として、肥満が糖尿病などの病気を招くことは誰でも知っています。

それに実際には、それほどのおデブさんの多い国ではないように感じます。中高年になると多少お腹周りが……な人はいるものの、多くの人が中肉中背、ちょうどいい人が圧倒的多数です。実際は糖尿病患者が増加している背景には、急速に進む日本社会の高齢化があります。

糖尿病は50才を超えると増え始めます。70才以上になると男性の4人に1人、女性の6人に1人が糖尿病になると考えられています。

年代別糖尿病有病者の状況

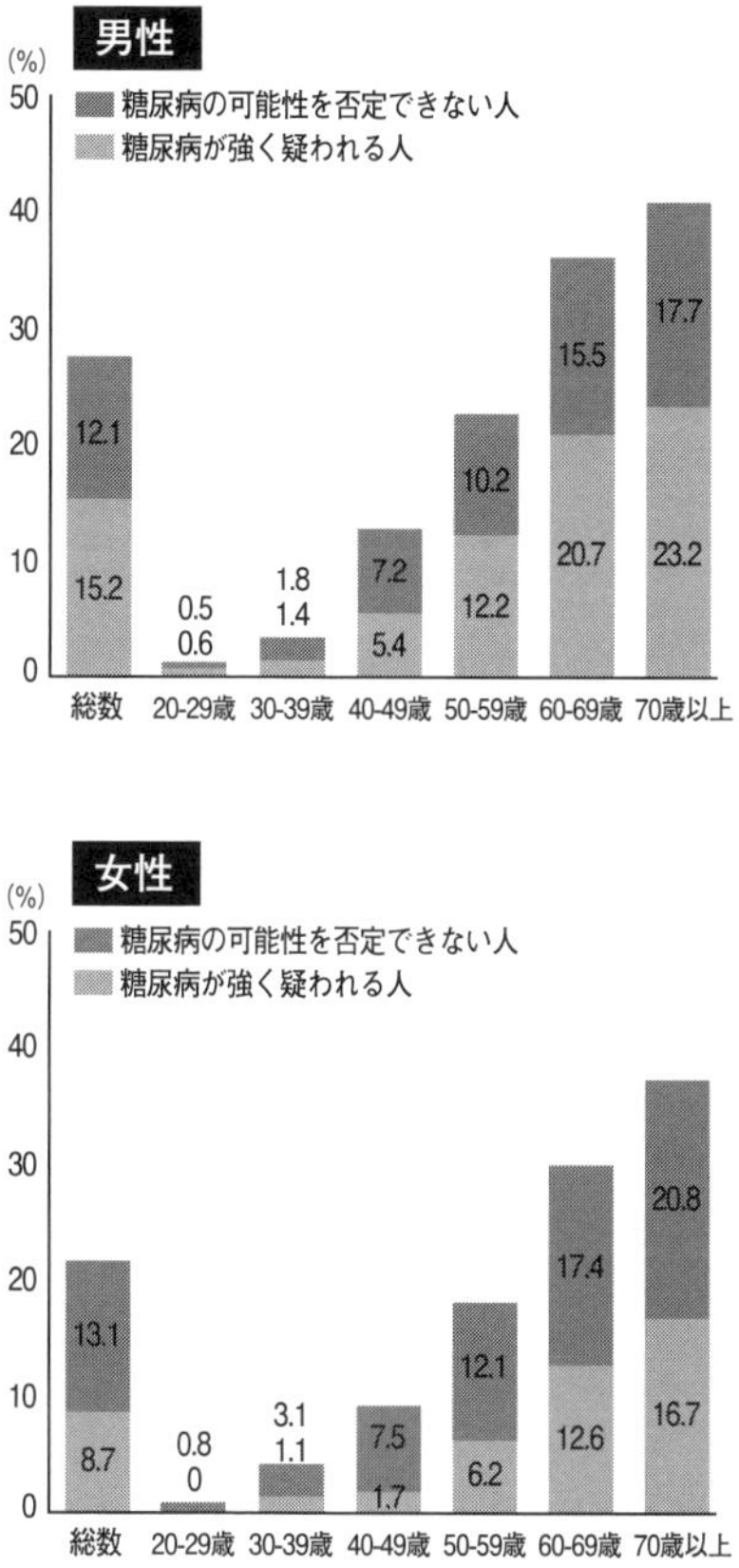

出典：厚生労働省 平成24年「国民健康・栄養調査報告」

日本人の平均寿命は、今日男性80・50才、女性86・83才です。約50年前の1960年には男性65才、女性70才です。また日本人の平均寿命が50才を超えたのは第二次大戦の終わった1947年ですから、かつて糖尿病患者が少なかったのは、多くの人が糖尿病になる前に亡くなっていたからではないでしょうか。

血管の老化が患者増加の最大原因

確かに日本人は、昔よりは、例えば戦後間もない頃よりは、脂肪分の多い高カロリーの食事をする機会が増えているでしょう。食事が糖尿病にとって重要な問題なのは否定できません。

しかしご存じのように、食事には充分気をつけている人でも糖尿病になります。運動を習慣にしていて活動的な人でも同様です。周りを見渡すと、やせ形の人が糖尿病だったり、あんなスポーツマンが、という人が糖尿病だったりします。過食や摂取カロリーは重要ですが、糖尿病発症の絶対条件ではないように感じられます。むしろ加齢による体の変化に注目すべきではないでしょうか。

年を取ることで糖の代謝は悪くなり、血糖値が上がりやすく、下がりにくくなります。膵臓の組織も老化し疲弊し、インスリンの分泌が鈍くなります。いわば老化という自然現象によって糖尿病患者は自然に増えていくのです。

つまり糖尿病は、今は誰でもかかる病気。年を取れば糖尿病になるのはいたしかたない時代と言ってもいいでしょう。

糖尿病患者が増加しているのは、糖尿病になりやすい年代が相対的に増加したためであり、日本人全体が糖尿病になりやすくなったわけではありません。逆に言えば、誰でもかかる可能性がある糖尿病とどうつきあうか、どうしたら本当の予防や改善につながるかを考えなければならない時代だということができます。

そこで考えていただきたいのが血管という組織です。糖尿病に関して最も重要なのは、血管の状態です。血管は全身に栄養と酸素を運ぶ文字通りのライフラインです。このライフラインの老化こそが、糖尿病の最大の問題です。

判断基準は血糖値。インスリンが不足するか作用不足が起きる

ここで糖尿病という病気のメカニズムを簡単に確認しておきましょう。

まず基準は血糖値です。血糖値とは、血液中にどのくらいブドウ糖が存在するか、という値です。

我々人間は、生きていくためにたくさんの栄養を必要とします。食事をするとその食物は消化吸収され、栄養素が血液によって全身の細胞に運ばれます。その栄養素の中で、体を温め筋肉を動かし物事を考えたりする燃料、エネルギーになるのがまずはブドウ糖です。主としてごはんやパン、麺類などの炭水化物や甘いものに含まれる糖質がもとになっており、これが血液に取り込まれたのがブドウ糖（グルコース）です。

ブドウ糖が血液中に増えてくると、膵臓にあるランゲルハンス島という組織のβ細胞がこれをキャッチしてインスリンを分泌します。インスリンはすみやかに全身の組織に到達して、ブドウ糖が細胞に取り込まれるのを助けます。

健康な体では、インスリンがスムーズに働いてブドウ糖を処理するので、血糖値は

ほぼ一定に保たれています。

しかし糖尿病になると、インスリンが分泌されない、分泌量が少ない、あるいは分泌が遅い、分泌されても細胞でうまく使われないといった状態になるため、ブドウ糖が血液中にいつまでも漂っています。この状態が高血糖です。

ヘモグロビンA1c（HbA1c）で過去1～2か月の血糖の状態がわかる

血糖値の正常値は、空腹時血糖値110mg／dℓ未満、食後2時間の血糖値180mg／dℓ未満です。空腹時血糖値126mg／dℓ以上、食後2時間の血糖値200mg／dℓ以上が糖尿病と診断されます。

またヘモグロビンA1cという数値はとても重要な判断材料です。後述しますが、これは、ヘモグロビンという赤血球のタンパク質の一種にブドウ糖が結びついた糖化タンパク質（グリコヘモグロビン）です。いったんタンパク質にブドウ糖がくっつくと

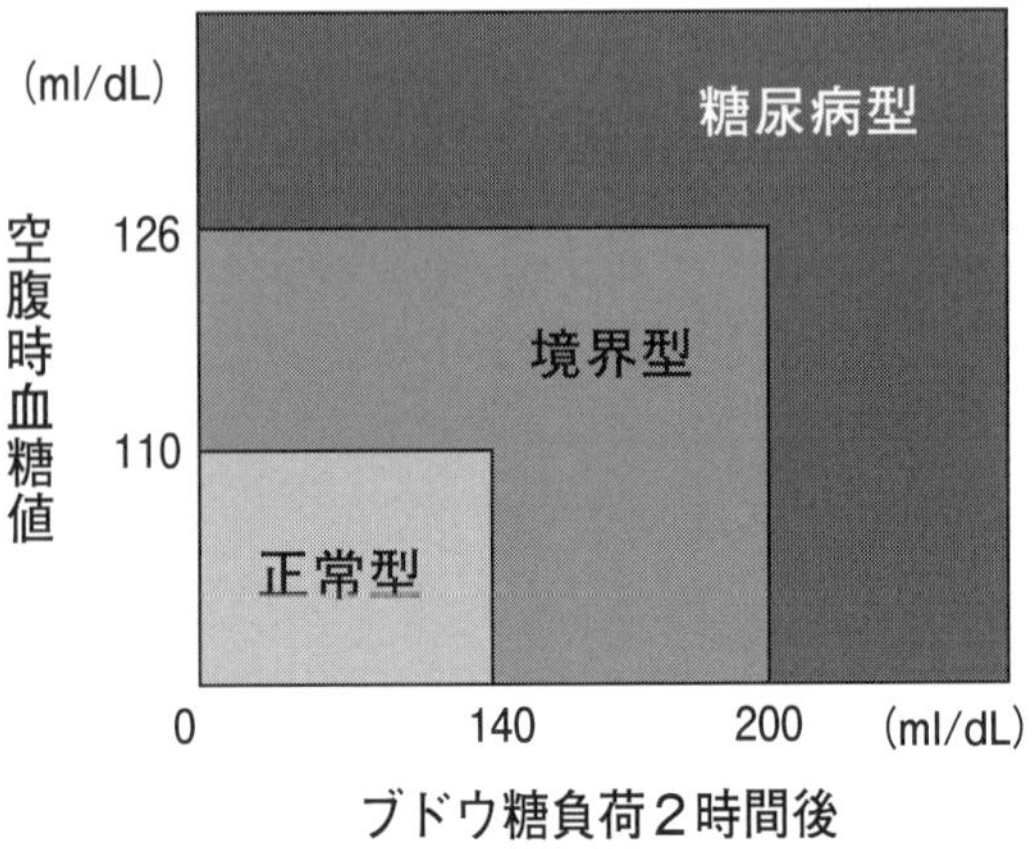

離れなくなるので、この数値はブドウ糖がどのくらいヘモグロビンに蓄積しているかを表しています。これによって過去1～2か月の血糖の状態がわかるわけです。

血糖値は日によって変動し、たまたま食事を抜いただけで低い数値になったりしますが、ヘモグロビンA1cはその人のふだんの血糖値がわかります。もし検査の日だけ血糖値を下げることができても、ヘモグロビンA1cを下げることはできません。

ヘモグロビンA1cの正常値は4・3～5・8%。6・5%以上は糖尿病と判断されます。前述のように、血糖値およびヘモグロビンA1cが境界型の人が糖尿病予備軍ということになります。

2型糖尿病は複雑な原因が絡み合って発症する

糖尿病にはいくつかタイプがありますが、日本人の糖尿病患者の9割以上、つまり圧倒的多数が2型糖尿病です。

原因は様々ですが、素因として遺伝的要素も強いことがわかっています。両親のどちらか、あるいは両方が糖尿病。親族には糖尿病の人が多い。こうした家系に生まれると、糖尿病になりやすくなります。

加えて生活習慣があります。

例えば過食です。直接的に問題なのは、インスリンを分泌する膵臓に負担をかけることです。常に食物が体内に入ってくるような状態だと、膵臓は四六時中インスリンを分泌しなくてはなりません。インスリンが足りない、あるいはインスリンがあっても効きが悪く、糖の代謝（糖の取り込みと排出）がうまくいかないのが2型糖尿病です。

食べ過ぎによって体内に入って来た糖や中性脂肪、あるいはコレステロールは、スムーズに代謝されないと血管の内壁にこびりついて内腔を狭めていきます。このことが血管を痛めつけ老化を早めるのです。血管の老化に関しては詳しく後述します。

加えてストレス、運動不足などの生活習慣が加わって糖尿病を発症すると考えられています。

次に述べる1型糖尿病と違い、2型糖尿病は突然発症することはありません。健康診断などで継続的に検査をしていると、血糖値がやや高めの状態がしばらく続き（境界型、糖尿病予備軍　空腹時血糖値が110～126mg／dℓ）、ある時から本格的な糖尿病に移行します。境界型になると数年以内に糖尿病に移行することが多いようです。

1型糖尿病と2型糖尿病は全く異なる病気

糖尿病には1型と2型があります。高血糖が続く、インスリンが不足する、合併症が起きるなど症状としては同じですが、1型と2型は全く異なる病気と言っても過言ではありません。

1型糖尿病は、膵臓のβ細胞が何らかの原因で壊れてしまい、インスリンを全く分泌できなくなってしまう病気です。

「何らかの原因」とは免疫システムの異常で、本来外敵や異物を攻撃する免疫細胞が、誤って自己の細胞であるβ細胞を攻撃することが原因ではないかと考えられています。そのため1型糖尿病は、膠原病などの自己免疫疾患の一種に分類されています。

1型糖尿病の患者は糖尿病全体の3～5％と少数ですが、20才以下の若年層がかかりやすく、10歳以下の糖尿病ではほぼ100％が1型です。

2型糖尿病と異なり1型糖尿病は、ある日突然発症し、急激に進行するケースが多いのが特徴です。

1型の場合、インスリンが全く出なくなるので、治療はインスリン注射が不可欠です。症状は似ていても2型のような血糖降下剤は効果がなく、生活習慣は関係ないので食事療法、運動療法も勧められないとされています。

膵臓、あるいは膵島の移植手術を受けることが可能であれば、治る可能性があるようです。

2型とは原因や病気の種類は違うものの、1型糖尿病も高血糖によって血管が傷んでくるのは同じです。動脈硬化が進み、毛細血管が切れたり詰まったりすることには変わりありません。

タキシフォリンは1型糖尿病にも有効か

本書で紹介しているタキシフォリンは、1型糖尿病に有効かという質問が寄せられることがあります。タキシフォリンは高い抗酸化力で血管の劣化を防ぎ、修復を助けるので、糖尿病の型に関わらず有効であり、特に合併症の予防と改善には有用だと考えられます。

しかし1型糖尿病の場合、体内でインスリンが全く生産されないわけですから、インスリン製剤は不可欠です。インスリン製剤による医学治療を欠かさず行い、かつ病状の安定や改善をはかるためにタキシフォリンを加えることがよいと考えられます。

本当に怖いのは合併症。初期には自覚症状がない

糖尿病では、血液の中にブドウ糖がダブつき、血糖値が上がったままなかなか下がらなくなります。高血糖の血液が全身を巡ることで血管が傷み、少しずつ健康が蝕まれていきます。

第6章では、タキシフォリンで糖尿病の重い合併症が回復した方たちが紹介されていますが、合併症が現れるまで糖尿病であることに気づかない人が少なくありません。自覚症状が現れる頃には、既にかなり糖尿病が進行していることが多いのです。毎年健康診断を受けて、自分の血糖値を把握していない限り、糖尿病の初期にはわからないものです。

また初期に数値的に糖尿病と診断されたからといって、急に命に関わることはありません。だからといって血糖コントロールをせずに放っておくと、やがて合併症が現れます。そして糖尿病の一番恐ろしいのがこの合併症です。

糖尿病の合併症は多種多様です。病気の根本に高血糖があるので、血液の通う組織、

臓器にはことごとく合併症が現れます。体調不良と言われるもので、糖尿病で説明がつかないものがないと言ってもいいくらいです。

その中で、代表的なのが3大合併症と言われる神経障害、網膜症、腎症です。どれかが単独で現れるのではなく、複数の合併症が平行して、あるいは絡み合って現れます。そしてこれらは全て血管、その中でも毛細血管が高血糖によってダメージを受けて発症します。

高血糖はなぜ血管を傷つけるのか。代謝されない「糖化タンパク質」とは

高血糖の血液は、どうして血管を傷つけ老化させてしまうのでしょうか。ブドウ糖がたっぷりの栄養満点の血液が、なぜ恐ろしい合併症を引き起こすのか不思議です。

理由の1つとしてクローズアップされているのが「糖化タンパク質」。文字通り糖化されたタンパク質です。

糖化タンパク質とは、血液中でダブついているブドウ糖がくっついて糖化したタンパク質のことで、終末糖化産物（Advanced Glycation End Products）、略してＡＧＥとも言います（本書ではわかりやすく糖化タンパク質とします）。終末糖化というくらいなので、これ以上変わりようがない、代謝しにくい性質を持っています。

この物質を定義したのはロックフェラー大学の生化学者アンソニー・セラミ博士で、糖尿病患者の血中のヘモグロビンの異常から、糖化されたタンパク質の問題を指摘しました。これが糖尿病患者を悩ませるあの数値「ヘモグロビンＡ１ｃ」です。

糖は、ヘモグロビンだけではなく様々なタンパク質とくっつきます。代表的なのがコラーゲンです。つくだけならいいのですが、糖化することでタンパク質は変質し劣化します。これが大問題なのです。

糖尿病患者の血液中の糖は、全身の血管内壁のタンパク質（コラーゲン）にくっつき、次第に「糖化タンパク質」にしてしまいます。内壁のコラーゲンはしなやかさを失い、ぶ厚く硬くなっていきます。ちょうど古いゴムホースのようなもので、ちょっとしたことで折れたり穴が開いたりするようになっていきます。これが、「高血糖が血管を傷つける」現象です。

このタンパク質の糖化現象が全身の血管で発生することで、様々な合併症が各所で起こるわけです。

3大合併症① 全身の毛細血管⇩末梢神経が傷む神経障害

合併症の中でも早い時期に起こることが多い合併症です。原因は高血糖の血液が全身の神経細胞に及ぶためです。血管内ですでに糖化タンパク質が発生して全身の毛細血管が傷んでいますが、毛細血管によって栄養と酸素が運ばれている末梢神経にもその作用が及びます。

頭のてっぺんからつま先まで、末梢神経が通っていない場所はありません。その全ての神経細胞に、毛細血管が栄養と酸素を運び、不用なものを回収しています。しかし高血糖の血液は、同時に神経細胞のタンパク質を糖化してゆくため、細胞壁が硬くなってブドウ糖だけでなく他の栄養素や酸素の取り込みが困難になっていきます。神経細胞は栄養失調や酸欠になり、さらに毛細血管の糖化による傷みで、二酸化炭素や老廃物の回収もできなくなって機能が低下、あるいは停止、最悪死滅してしまいます。

こうした現象が全身至るところで発生するため、様々な神経障害となるわけです。

例えば手足のしびれや痛み、感覚鈍麻（感覚が鈍くなること）、こむらがえり、顔面神経麻痺、発汗異常、立ちくらみやめまい、消化不良による下痢や便秘、膀胱障害（尿が出ない、尿意がない、失禁など）、インポテンツなど無数にあります。

一見バラバラに見える症状ですが、全て高血糖の血液がもたらす糖化現象などの神経障害というわけです。

年間3千人以上が壊疽で手足を切断している

糖尿病の神経障害で最も怖いのは、血流障害と感覚鈍麻が重なって起こる壊疽でしょう。

糖尿病性壊疽での手足、指の切断は、決して昔の話ではありません。今日でも年間3千人以上が、この合併症で手足や指を切断しています。事故などの外傷を除けば、糖尿病性壊疽は足の切断原因の第1位です。脅かすようで恐縮ですが、糖尿病の人は、いつ何時こうした事態になるかわからないということを、しっかりご理解いただきたいものです。

糖尿病性壊疽は次のようにして進行します。

高血糖の血液が、神経細胞のタンパク質を糖化してダメージを与えるプロセスは前述の通りです。栄養や酸素の取り込みができなくなった神経細胞は次第に弱っていきます。それが足で起こった場合、既にタンパク質の糖化等により、足の血管が細くなり血行障害・動脈硬化が起きています。

そこにちょっとした傷、ひっかき傷や水虫などができると、細菌感染が起こって化膿し始めます。しかし神経鈍麻で痛みをあまり感じないため、放置して潰瘍となり、気づかないうちに皮下組織からその奥、最悪の場合骨まで腐らせていきます。これが壊疽です。

健康な人の場合、感染した箇所に血管を通じて免疫細胞が集まって細菌を殺し、酸素や栄養が運ばれて組織は修復されていきますが、神経障害が進んでいると、そのどれもうまくいかないわけです。

壊疽は、ある程度進行すると、腐った箇所を切断して感染が広がらないようにするほかありません。自然治癒が難しい上に、放置すれば敗血症で命を落とすことにつながるからです。

糖尿病性壊疽で手足や指を切断するのは最後の手段です。しかし苦渋の決断で切断しても、その後回復してすっかり元気にという人はそう多くはありません。切断した人の6割が、5年以内に亡くなっています。

3大合併症② 糖尿病性網膜症

糖尿病性網膜症は非常に頻度の高い合併症です。そのためきちんと通院している人は、網膜症になっていないか、ほかに白内障や緑内障などを併発していないか、定期的に眼底検査を受けて確認しています。

それでもこの病気で視力を失う人は、年間約3千人もいます。視覚障害者の5人に1人はこの病気が原因であり、50～60代の働き盛りの失明原因ではトップです。

網膜症は、網膜の血管からのごく小さな出血に始まり、少しずつ、じわじわと進行していきます。

はじめは高血糖の血液が、網膜の血管壁のタンパク質を糖化し、小さな出血が起こります。細い血管は糖化によって硬くもろくなって、簡単に破れるようになります。眼底検査をすると出血だけでなく、血管から染み出たタンパク質や脂肪が白いシミのようになっているのがわかります。

これを単純網膜症といい、本人は全く自覚症状がありません。この段階であれば特別な治療をしなくても、血糖コントロールによって自然と元に戻ると言われています。

続いて網膜の細い血管が詰まり始め、酸欠になった血管自体が死に始めます。代わりに新しい血管(新生血管)が伸びてきますが、これは非常にもろく、血圧が上がるなどの些細なきっかけでも破裂し、大出血を起こし失明することもあります。

網膜は体の他の組織より、紫外線などによる活性酸素の影響を強く受けています。つまり酸化ストレスと糖化の両方のダメージを受けているわけです。酸化ストレスを解消するのはSODなどの酵素ですが、これもまた糖化されて機能が低下するようです。

網膜症は、定期検査を受けていなければ、失明寸前まで自覚症状がありません。それだけに失明のショックは大きいものです。

中高年になってからの中途失明は適応が難しく、本人も受け入れがたいものです。仕事を失う人も多く、本人だけでなく、家族や周辺の人々の負担も大きくなります。

最近は硝子体手術や光凝固など医療技術の進歩で、かなり進行した網膜症も改善の見込みが出てきました。それでも年間3千人も失明するわけですから、決して軽く見ることはできない合併症です。

3大合併症③　糖尿病性腎症

糖尿病性腎症は、3大合併症の中でも深刻な病気です。腎臓の機能が停止すると老廃物や有害物質が全身に回って尿毒症となり、死に至ることになります。患者は、糖尿病患者の増加に伴って増えています。

腎症になるメカニズムはこうです。

腎臓は、毛細血管の固まりである糸球体と尿細管が血液をろ過し、老廃物と不用な水分を尿として排出する臓器です。高血糖の状態が続くと糸球体の細胞のタンパク質が糖化し、だんだんろ過する働きが悪くなってきます。すると老廃物が体内にたまって腎不全になります。放置すれば尿毒症となり、心臓や脳、消化器などが機能しなく

郵便はがき

料金受取人払郵便

神田局
承認
1018

差出有効期間
2025年
5月14日まで

101-8791

532

千代田区岩本町3-2-1
共同ビル802 青月社内

株式会社 総合科学出版

愛読者カード係

ご購読ありがとうございました。本書の内容についてご質問などございましたら、小社編集部までご連絡ください。

総合科学出版編集部 読者サービス係
電話:03(6821)3013

ふりがな お名前	年齢　　歳 性別（ 男・女 ）

〒□□□-□□□□　☎　（　　）

ご住所

【増補版】血管と血流をきれいにするだけで
糖尿病はグン！とよくなる

愛読者カード

小社出版物の資料として役立たせていただきますので、ぜひご意見をお聞かせください。

●ご購入先

1.書店（　　　　　　市 町 村 区　書店）　2.小社より直送
3.その他（　　　　　　　　　　　　　　　　）

●ほぼ毎号読んでいる雑誌をお教えください。いくつでも。

●ほぼ毎日読んでいる新聞をお教えください。いくつでも。

1.朝日　2.読売　3.毎日　4.日経　5.産経
6.その他（新聞名　　　　　　　　　　　　　）

●書籍に掲載されている成分に関するご質問はありますか。

□ あり　　　□ なし

●本書に対するご質問・ご感想

●今後、当社から各種情報をご案内してもよろしいですか。

1.可　2.不可

*ご協力ありがとうございました。なお、ご記入いただきました個人情報につきましては、当社の出版物等のマーケティングにのみ使用し、第三者への譲渡・販売などは一切行いません。

なり、心停止や昏睡に陥り死に至ることもあります。

腎症がある程度進行すると、腎臓機能は元には戻りません。そこで人工透析によって血液のろ過機能を機械に代行させ、命をつなぐほかはなくなるわけです。

人工透析になると、大体週3回通院し、各4時間ほど人工腎臓（ダイアライザー）で血液をろ過することになります。通院の時間を入れると、透析の日は半日〜1日時間を取られてしまいます。1週間7日のうち3日は治療に当てなければならないので、時間的な損失はかなりのものです。

それでも人工透析を行わなければ、命に関わります。多くの患者は、生きるために透析治療を続けているのです。

その他の合併症

心筋梗塞や脳梗塞、命に関わる危険な合併症は早い時期から起きる

糖尿病の3大合併症（神経障害、網膜症、腎症）は、それぞれの毛細血管が高血糖のため糖化し、機能が低下して起こります。細い血管が傷むことから、これらを細小血管症といいます。大体糖尿病になって10年ほどすると、これらの合併症のいずれか、あるいは複数が起きてきます。

これに対して、狭心症、心筋梗塞や脳梗塞、閉塞性動脈硬化症などの合併症は、太い血管がダメージを受けて発症するため大血管障害といいます。一般的に動脈硬化というのは、この大血管障害のことです。

こうした大血管障害は糖尿病でなくても起きますが、やはり高血糖が続いて血管が

痛んでいると、発症しやすくなります。糖尿病の人は、そうでない人の何倍もかかりやすいことがわかっています。

また3大合併症と違い、糖尿病予備軍くらいの段階から発症しやすいのですが、そのことは案外知られていません。心筋梗塞で病院にかつぎこまれて、治療と検査の過程で糖尿病であることがわかる、というケースもあります。

恐ろしいのは糖尿病の場合、狭心症や心筋梗塞を起こしても、神経障害のために痛みを感じない人が少なくないことです。通常は締め付けられるような激しい痛みやショック症状を起こすものですが、神経鈍麻のある人は気がつきません。そのため自覚症状のないまま突然死することもあるのです。

大血管障害（動脈硬化）は、いずれも発症すればたちまち命に関わる重病です。また回復しても麻痺など重い後遺症が残る場合もあります。にもかかわらず前述のように、糖尿病の合併症であることがあまり知られていません。糖尿病はこうした病気にもなりやすいという認識をもって、血糖コントロールをすることが肝要です。

合併症はほとんどが血管の障害・老化が関連する疾患

糖尿病に特徴的である3大合併症（神経障害、網膜症、腎症）は、それぞれの臓器の毛細血管（細小血管）が高血糖によって糖化し、傷ついて起こります。また狭心症、心筋梗塞、脳梗塞、閉塞性動脈硬化症（下肢）などの大血管障害は、やはり高血糖により太い血管が傷んで動脈硬化を起こして発症します。

つまりいずれも血管の異常がもたらす血管障害であり、糖尿病のほとんどの合併症が高血糖による血管のトラブルであると言っても過言ではありません。

中には白内障や緑内障等の眼病など、直接関係がなさそうに思える合併症もあります。また糖尿病になると風邪や肺炎、腎盂炎、膀胱炎などの感染症になりやすいこともよく知られています。

こうした病気も、実は血管障害のために、それぞれの組織や細胞に栄養や酸素が充分供給されないことが原因になっています。また血管障害で血管の内腔が狭くなっていると、免疫細胞である白血球が患部に到達しにくく感染症を防げないことが影響しています。つまり血管障害が間接的に起こしている合併症もあるわけです。

これらの血管障害は、血管の老化と言い換えることもできます。高血糖によって血管が糖化し、傷み、劣化し、修復が遅い、ということはすなわち老化です。血管から老化が始まり、全身に病気が広がるのが糖尿病の特徴です。

糖尿病は血管が老化する病気

糖尿病はどんな病気か、と尋ねられれば、誰もが「血糖値が高くなり下がりにくい病気である」と答えるでしょう。その通りですが、これでは糖尿病という病気が及ぼす障害や健康上の問題は何もわかりません。

糖尿病は実は「高血糖により全身の血管が老化する病気」です。血管が老化し、本来の働きが衰えるために、全身の細胞や組織に栄養や酸素を充分に送り届けることができなくなり、様々な健康問題が起きてくるのです。

糖尿病の合併症は、そのほとんどが血管障害であり、血管の老化によって起こります。糖尿病による高血糖を解消しなければならないのは、血管の老化を防ぎ、障害を改善するためです。

よく「人は血管から老いる」と言います。これは血管が全身の細胞に栄養と酸素を届けており、血管が衰えると（老化）その機能が果たせなくなって全身が衰える（老化）からだと考えられます。血管はその人の肉体年齢を先導しているのです。

それでは「血管の老い」とは何かといえば、血管が硬くなって柔軟性がなくなり、内腔が狭くなった状態＝動脈硬化です。健康な人でも年を取れば血管も経年劣化しますが、糖尿病の場合は高血糖のために、実年齢よりずっと早く衰えていきます。

血管の老化を抑えるタキシフォリンの抗酸化・抗糖化力

糖尿病による血管の衰えを防ぐことはできないのでしょうか。

食事療法、運動療法など必要な治療を完ぺきに行って、さらに医薬品の力を借りて血糖コントロールをうまく続けることができれば、年相応、あるいはそれ以上の血管の状態を維持できるかもしれません。糖尿病の何％かの患者さんは、そのようにしていると思われます。

しかし完璧な治療を行っていても、血糖コントロールがうまくいかない人もいます。次々に薬が増えて、インスリン療法に変えて、それでも合併症に苦しんでいる人もいます。あるいはどうしても食事療法や運動療法がやりきれない、という人もいるでしょう。

同じ糖尿病でも、人間の体はひとりひとり違います。同じ治療をしてもうまくいく人もいればうまくいかない人もいます。

そうした現状に苦労している人々の中には、第6章で紹介しているように、医薬品以外のものを取り入れてよい結果にたどりついた方もいらっしゃいます。

本書でご紹介しているタキシフォリンは、糖尿病などの血管障害に高い生理活性作用を発揮します。全ての人に有効とは断言できませんが、実際に多くの人の血糖値が下がり、ヘモグロビンA1cも安定しているようです。

それはタキシフォリンの持つ強力な抗酸化作用と抗糖化作用によるものと考えられ

ています。

糖尿病治療がうまくいかないという方、ぜひタキシフォリンがどういう物質であるかお読みいただき、今後のヒントにしていただきたいものです。

第2章

寝たきりにつながる動脈硬化とは何か

糖尿病と動脈硬化は「鶏と卵」

よく「糖尿病では死なない」という言葉を聞きます。確かに日本人の死因を調べると、公的な発表に糖尿病という病名は見当たりません。死因で最も多いのが悪性新生物、いわゆるがんです。ついで心臓疾患、肺炎、脳血管疾患という順番になっています。

この心臓疾患と脳血管疾患は、どちらも動脈硬化によって起こる病気であり、その背景には糖尿病があることが少なくありません。糖尿病の症状として動脈硬化が起こり、合併症として心臓疾患や脳血管疾患が起こります。

「鶏と卵」ではありませんが、糖尿病とこれらの疾患はどちらが主となる病気とも言い切れない関係です。年を取って動脈硬化が進むと糖尿病にもなりやすくなり、糖尿病が進むと動脈硬化が進行して血管障害が起こります。どちらが原因でどちらが結果とも言い切れません。

いずれにしても糖尿病の患者さんの死因の主なものが心筋梗塞や脳梗塞などの血管障害ですので、血管の老化、劣化を防ぎ健康に保つことが、生きていくために非常に重要になってくることは確かです。

ところが通常の糖尿病治療、いわゆる血糖値を下げる治療を漫然と続けているだけでは、なかなか血管の状態はよくなりません。結局ゆっくりゆっくりと糖尿病は進行し、いずれインスリン治療になり、合併症も増え……というのが現実ではないでしょうか。

なぜ多くの人が補完代替療法などを取り入れるのか

医学治療は血糖コントロールを主眼に置き、糖尿病の進行を抑えることを最大目標としているので、患者さんの心身全体をよい状態に持っていくという発想がないように感じられます。その中で血圧が上がれば降圧剤、狭心症があればニトログリセリンという具合に、対症療法を積み上げていくのが常です。結果として、山のような薬を処方され、飲み忘れたりため込んだりといった現象が起きています。

そのために多くの人が、体調全体をよくするものはないかと探し回り、サプリメントなどの代替補完療法を試みるようになっているのではないでしょうか。

そこで本章では、糖尿病を、血管障害を中心にとらえてみます。そうしてどうしたら血管障害を改善できるかについて述べてみます。血管をきれいにすることは、結果として糖尿病を改善し、ほとんどの合併症の予防・改善になります。重い血管障害を防ぐためにも大変に有効です。対症療法の積み上げではない糖尿病対策として、血管から考えてみましょう。

血管障害は全身で起こるから怖い

さて、よく知られた3大合併症は細小血管、いわゆる毛細血管が高血糖による糖化などで傷むことが原因です。

一方、太い血管が傷んで起こる合併症は大血管障害といい、これを動脈硬化と呼ぶことが一般的です。そして動脈硬化は、心臓や脳という生命の根幹ともいえる臓器で発生すると、直接死につながる重篤な合併症を引き起こします。心臓では狭心症、心筋梗塞、心不全、大動脈瘤など。いずれも治療が遅れると命に関わります。

また心臓そのものではありませんが、心臓から伸びる動脈、主に足に起こる動脈硬化が招くのが閉塞性動脈硬化症です。この病気も壊疽につながるので、足だからといってあなどれません。

脳、あるいは脳へ向かう血管が動脈硬化を起こして発症するのが脳血管障害です。脳血管障害は、脳の血管が詰まる脳梗塞と、血管が破れる脳出血に大別されます。くも膜下出血も文字通り脳出血の仲間です。

一般に言う脳卒中とはこれら脳血管障害全体をさします。治っても麻痺などの重い後遺症が残ることも多い難しい病気です。

このように血管障害は全身で起こります。頭のてっぺんからつま先まで血管によってつながり、生命活動が成り立っています。

動脈硬化はなぜ起こる

糖尿病でなくても年を取れば少しずつ血管は傷み、動脈硬化が始まります。健康な人でも50才を過ぎると血管は硬くなり、病的とまでは言えなくても動脈硬化が起きているものです。

ここで動脈硬化はどういう状態で、どうして起こるのか紹介しましょう。

まず動脈とは、心臓から押し出される血液を全身のすみずみに運ぶ血管のことです。動脈を流れる血液には、酸素や栄養分がたっぷり含まれていて、60兆個といわれる細胞全てに届けられます。ちなみに静脈は、細胞から二酸化炭素や不用になったものや老廃物を回収しています。この必要なものを取り入れ、不用なものを捨てる働きが「代謝」です。

心臓という強力なポンプが押し出す血液を受け止めるために、動脈はその圧力に耐えられるような丈夫で伸縮しやすい筋肉でできています。

心臓は1日10万回以上、人生80年とすると一生では30億回拍動しています。心臓もすごいですが、それに応える動脈の負担は相当なものです。

そんな動脈のがんばりも、次第に難しくなる時期がやってきます。しなやかだった動脈も、大体40才をすぎる頃から少しずつ硬くなり、50才を過ぎる頃には古いゴムホースのようにゴワゴワした状態になってしまいます。これが動脈硬化の始まりです。

しかしこれは健康な人の場合です。糖尿病の場合、血管にかかる負担は心臓の物理的なパワーだけではありません。高血糖による様々な弊害が動脈に及ぶために血管の劣化は早く、動脈硬化は非常に早く進んでしまいます。

ちなみに血管というと手の甲や首筋などに青く透けて見えるものをイメージしますが、あれは静脈。動脈は静脈より深いところを通っていて、外見的には見えません。脈をとる時によく手首を押さえますが、この時鼓動が感じられるのは、青い静脈ではなくその奥にある動脈です。

動脈硬化とはどんな状態か

動脈硬化は血管そのものの弾力性がなくなるだけでなく、内腔に様々なものがこびりついて狭くなり、血液がスムーズに流れなくなった状態をさします。例えば血液に含まれる悪玉コレステロール（ＬＤＬコレステロール）や中性脂肪がそれで、これらが血管内壁にこびりついてコブ状のプラークを形成します。内腔はデコボコした状態になり、血液が流れるスペースはさらに狭くなっていきます。

特に高血糖の血液は周囲のタンパク質を手当たり次第に糖化していくため、デコボコした血管の内皮細胞には糖化タンパク質、いわゆるＡＧＥｓがたくさんできて、しなやかさが失われていきます。糖化タンパク質は代謝が悪く、細胞に蓄積する傾向があります。さらにＡＧＥｓは毒性があり老化を促進することがわかっているのです。ＡＧＥｓのあるものは、酸化反応を進める化学的性質があり、酸化ストレスを増加させます。

また血管内壁にこびりついたＬＤＬコレステロールや中性脂肪は脂質であるため、

酸化されると、過酸化脂質になってやはり炎症を引き起こします。

つまり高血糖の血液は、血管内部で血管細胞を硬くし、活性酸素を発生させて周囲を酸化し、炎症を引き起こし、プラークをさらに大きくしていきます。このプラークは血管内壁が硬くなるのとは反対に柔らかく、破れやすいのが特徴です。

動脈硬化が進行すると、血管内壁にできたプラークがささいなきっかけで破裂して

血管壁（動脈）の構造

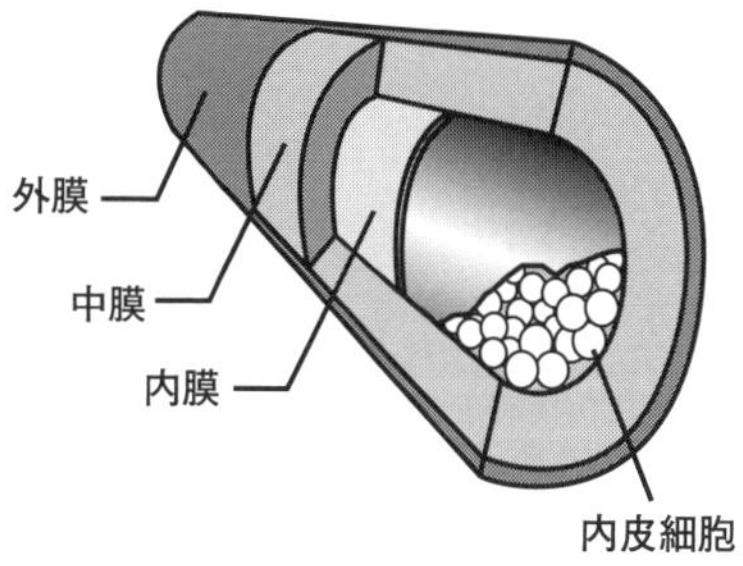

動脈硬化と血栓

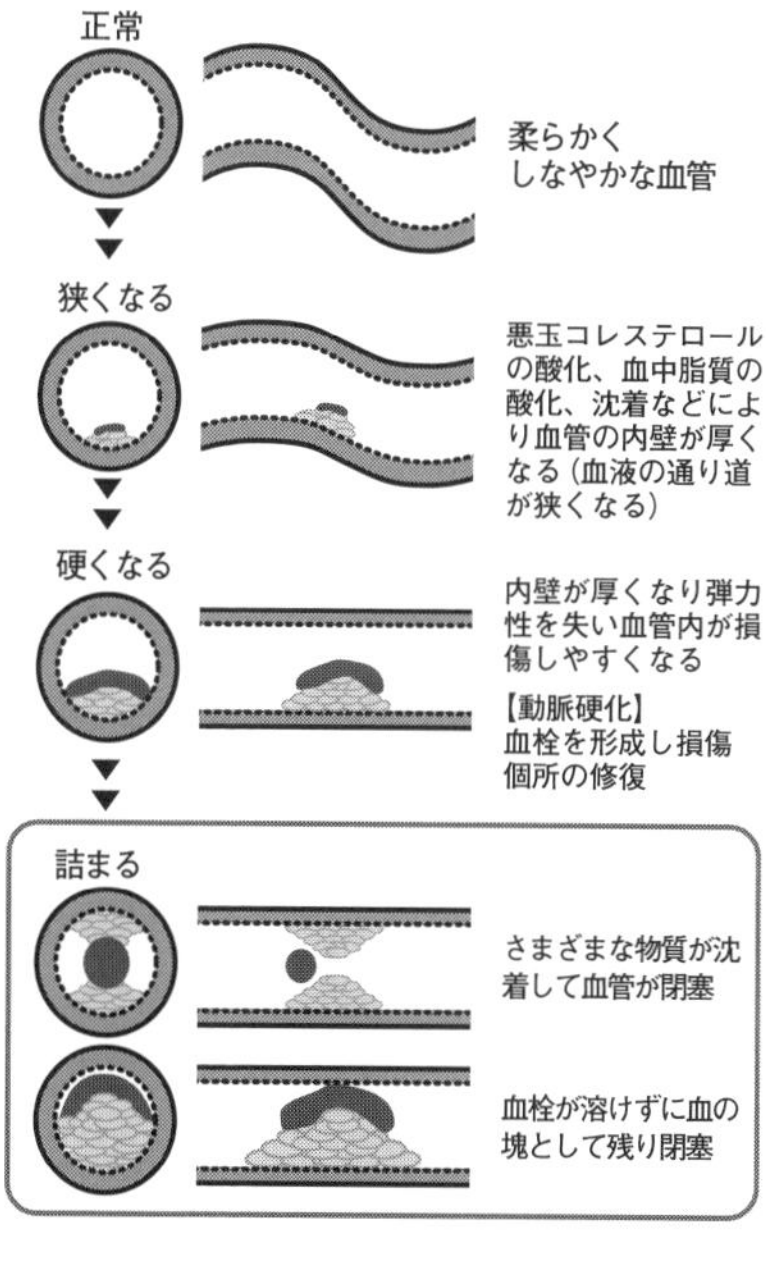

血栓（血の固まり）ができ、完全に血管が詰まってしまいます。こうして脳梗塞や心筋梗塞が発症するのです。

動脈硬化には、発生する場所によって次の3つのタイプがあります。

① 粥状硬化《じゅくじょうこうか》

最も深刻な動脈硬化です。粥状硬化は、血管の内膜にコレステロールなどの脂肪からなる粥腫《じゅくしゅ》（アテローム）ができ、これがプラークの中身になります。お粥のようなグジュグジュの状態からそう呼ばれています。粥腫が内側にこびりついている状態を粥状硬化巣《じゅくじょうこうかそう》と呼び、これが血管を狭くし、さらにもろくする原因になります。

この硬化巣は内腔を狭くするだけでなく、時にくずれて血栓になります。血栓ができると血流は遮断され、そこから先の細胞や臓器は酸素や栄養が補給されず壊死してしまいます。こうした現象が大動脈、脳動脈、冠動脈など太い動脈に起こるため、進行すると命に関わります。

② 細動脈硬化《さいどうみゃくこうか》

細動脈硬化とは、脳や眼底、腎臓の中の細い動脈が硬くなって血液が流れにくくなった状態のことです。ここは毛細血管なのできわめて細く、強い力が加わると破れやすいのが特徴です。腎症や網膜症の原因となります。

③ 中膜硬化《ちゅうまくこうか》

血管の内膜と外膜の間にある中膜は、血管の収縮・弛緩を調節する平滑筋が主たる構成成分です。この中膜に石灰質がたまり固くなった状態が中膜硬化です。頻度は低いですが、大動脈、下肢や頚部の動脈に起こることがあります。

脳の血管が破れて出血する脳出血、心臓の血管が詰まる心筋梗塞、足の血管が詰まる下肢閉塞性動脈硬化症。これらは発症部位も違い、一見すると全く別の病気のように感じられることでしょう。しかしこれらは全て、動脈硬化で血管が劣化、老化して起こる現象です。原因も発生のメカニズムも共通する同じ病気と言っても過言ではありません。

身体のどこに、どのように発生するかによって病名が変わり、症状が変わるわけです。

寝たきり、要介護の原因第1位は脳卒中

厚労省による平成12年の調査によると、65才以上で寝たきりの状態にある人は約31万6千人。最も多い原因は脳血管疾患、いわゆる脳卒中です。

その比率は37・9％と圧倒的に多く、認知症、骨折や転倒、高齢による衰弱などの数倍です。認知症の中には、脳血管障害が原因であるものが2割含まれるので、それを合わせると約4割が脳卒中と言っていいでしょう。

また平成22年（2010年）の国勢調査による65才以上の高齢者において、要介護となった原因では、脳血管疾患が全体の2割を占めて、やはり第1位です。

寝たきりはもちろんのこと要介護であっても、脳卒中の予後がいかに深刻か、回復

がいかに難しいかがわかります。一度重い脳卒中を患うと、自立した生活は難しくなり、それは一生続く可能性が高いのです。

寝たきりとなる主な原因

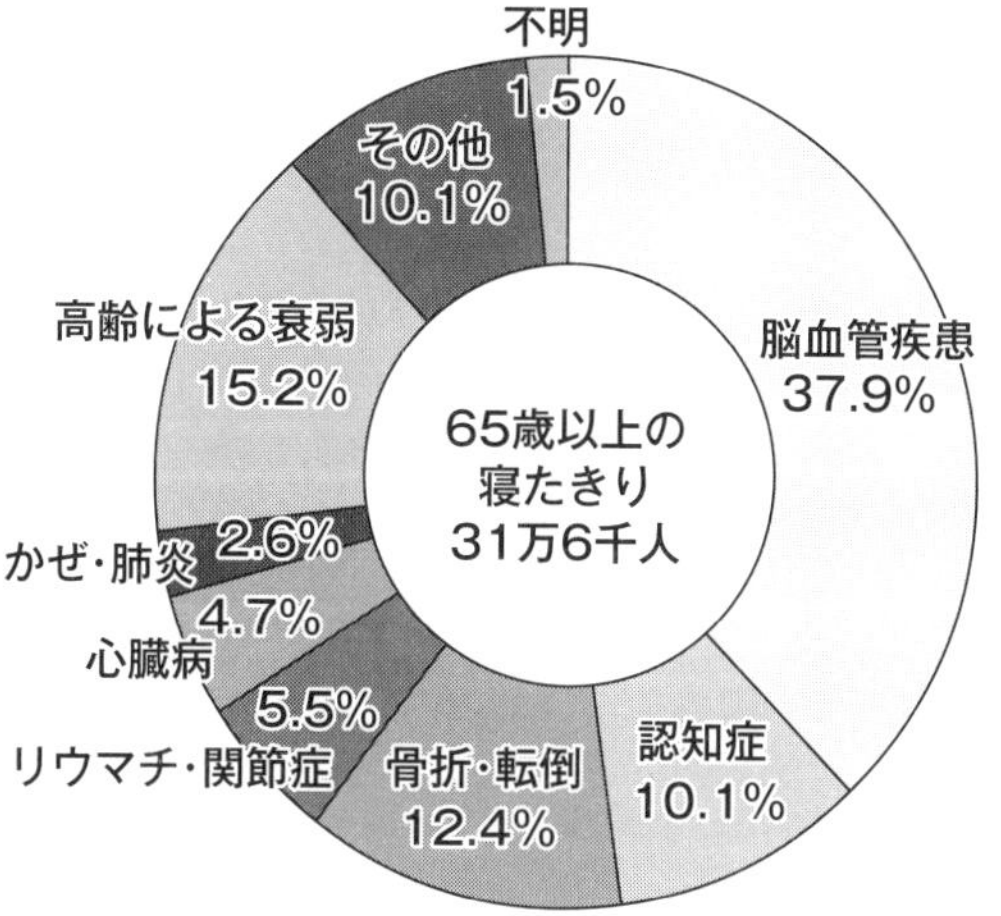

厚生労働省大臣官房統計情報部編：平成12年グラフで見る世帯の状況
――国民生活基礎調査（平成10年、11年）の結果から

要介護となった原因

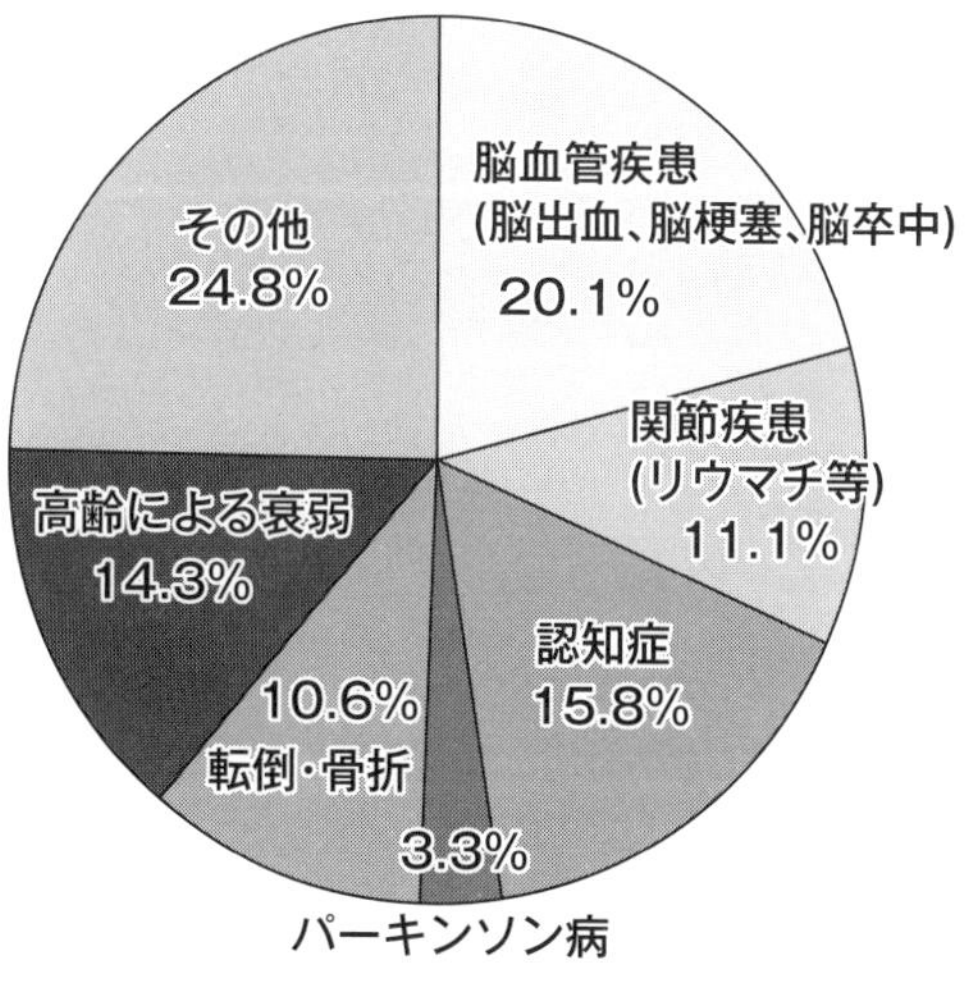

平成22年国勢調査より

がんより怖い脳卒中。「寝たきり」はある日突然

脳卒中は、ある日突然発症します。それが重篤なものであった時、それきり寝たきりになるケースも少なくありません。いかに医学が発達しようと、治療が遅れて脳の神経細胞が大幅に死滅してしまった場合は、元に戻すことはできないのです。

65才以上で寝たきりの状態にある人は、日本で30万人もいます。昨日まで元気に仕事をしていた人が、スポーツで汗を流していた人が、家族に誰よりも頼りにされていた人が、ある日を境にひとりでは何もできなくなってしまう。それがわが身に起こることだとは、おそらく30万人のうち、誰ひとり想像だにしていなかったでしょう。

本人にとっては例えようのないショックです。自分の身に何が起こったか、それを理解し受け入れるだけでも大変だと思われます。

そしてそれを支える家族の負担も、想像を超えるものがあります。肉体的にも精神的にも経済的にも大変に重いことは言うまでもありません。

ある意味で、脳卒中はがんより恐ろしい病だと言えます。がんであれば、早期なら

かなりの確率で治ります。最悪の結果として亡くなるとしても、その覚悟や準備に費やす時間がある程度見えるものです。しかし脳卒中にはそれがありません。

明日どうなるかわからない、先が見えないという重圧が続くのが脳卒中の予後です。しかも誰ひとり他人ごとではないのです。

糖尿病であればなおのこと、そうでなくても脳卒中は恐ろしい病気です。

脳血管の動脈硬化で重篤な場合、助かっても自立は困難

第1章の後半でも少し触れましたが、昔から脳の血管障害のことを「脳卒中」と言っていました。簡単に「卒中」と言うこともあります。「卒」には突然に、「中」には当たるという意味があるので、ふだん元気な人が突然倒れ、そのまま帰らぬ人になってしまうといった病気だったのでしょう。それがまるで何かしらの病魔に「当たった」かのようなイメージから「卒中」という言葉で表現されています。

昔は卒中になったら終わりでした。運よく生き延びても、後遺症で寝たきりになっ

たり、麻痺が残って話したり歩いたりできなくなる人が多かったのです。

現代は救命医療の力で、かなりの脳出血でも助かるようになりました。しかし例え生きながらえても、今述べたように、寝たきりや重い麻痺の状態で生きていくのは、本人にとっても家族や周辺の人々にとっても耐えがたいものです。

そうならないためには、脳卒中のことをよく知り、ならないように心掛けることです。そんな脳の血管障害は、血管が破れるタイプの脳出血やくも膜下出血と、血管が詰まるタイプの脳梗塞に分かれます（ちなみに脳出血は、糖尿病によって起こることはあまりないとされていますが、単独で発症する可能性は誰にでもあるので、ご紹介しておきます）。

① 脳出血

高血圧で発症頻度が跳ね上がる

昔は脳溢血と言っていました。脳の血管が破れて出血し、血流がそこで絶えてしまう病気です。突発的な病気と思われていますが、動脈硬化が進行している上に高血圧が重なることが背景にあることが多いようです。糖尿病の人も脳出血を起こしやすく、そうでない人の数倍なりやすいようです。

高血圧が続くと、動脈硬化でデコボコした血管の内壁に小さなこぶ（動脈瘤）ができるようになります。そこにさらに高血圧の負荷がかかると、ついにはこぶが破裂して出血します。これが脳出血です。

出血した血液は破れた血管の周辺で固まって血腫になりますが、これが周囲の脳細胞を圧迫し、脳本来の働きができなくなってしまいます。

好発部位があり、大脳の真ん中の視床という部分と、その外側の被殻《ひかく》と呼ばれる箇所が危険です。

視床には感覚中枢があるので、ここで出血が起こると、身体の左右どちらかの感覚が麻痺したり鈍くなって、感じることも動かすことも難しくなります。その周りには内包《ないほう》といって神経がぎっしり束になっている箇所があり、ここに出血が及ぶと顔面や手足の麻痺、言語障害などが発生します。また視床の内側には脳室といって、脊髄や大脳表面につながっている箇所があるため、ここがダメージを受けると、手足がうまく動かせなくなります。

一方、脳の被殻という部位は、前述の内包の外側にあたります。従って被殻で発生した出血が内包に及ぶと、やはり顔面や手足の麻痺などにつながります。

脳出血は脳のどこでも起こりますが、視床で約25%、被殻で約50%、合わせて75%がこの2箇所で起きています。ここが脳の底部にあたり、高血圧による影響を最も受けやすい血管であることがその理由と考えられています。

頭痛、めまい、嘔吐を見逃さない

脳出血というと、突然倒れて意識がなくなるといったイメージを持つ人が多いようですが、実際はそれほど激烈な発症はごく一部です。よく起こるのは頭痛、めまい、嘔吐などごくありふれた症状です。けいれんや大小便の失禁も起きることがあります。特徴的なのは体の左右どちらか片側に現れる症状です。片方の手足がうまく動かない、片方の口が閉じられずよだれが出る、食事の途中で箸を落とす、ろれつが回らない、といった様子が見られます。こうした症状であれば周囲も「あれっ」と気がつき、異常を察知できます。

もしこうした異常がわかったら、一刻も早く救急車を呼びましょう。何か変だと思いながらどんどん時間がたってしまい、受診した時には手遅れということも珍しいことではありません。発見と治療が早ければ、現代の医療技術であれば、全く後遺症のない状態まで回復することも可能です。それが脳出血などの血管障害の特徴です。それには一刻も早い治療が不可欠です。ためらわず、遠慮せず、119番です。

② くも膜下出血

脳出血とは異なり、くも膜下出血は前触れもなく突然発症します。症状も激烈なので、未だに亡くなる人が少なくありません。

くも膜下というのは聞き慣れない名前ですが、図を見れば一目瞭然です。

脳は体のどの臓器より大切に守られています。その入れ物も頭蓋骨だけでなく、硬膜、くも膜、軟膜という3層の膜があり、その下の脳脊髄液という液体の中に浮かんでいます。ちょっとの衝撃では傷つかないように、何重にも守られているわけです。

脳の構造

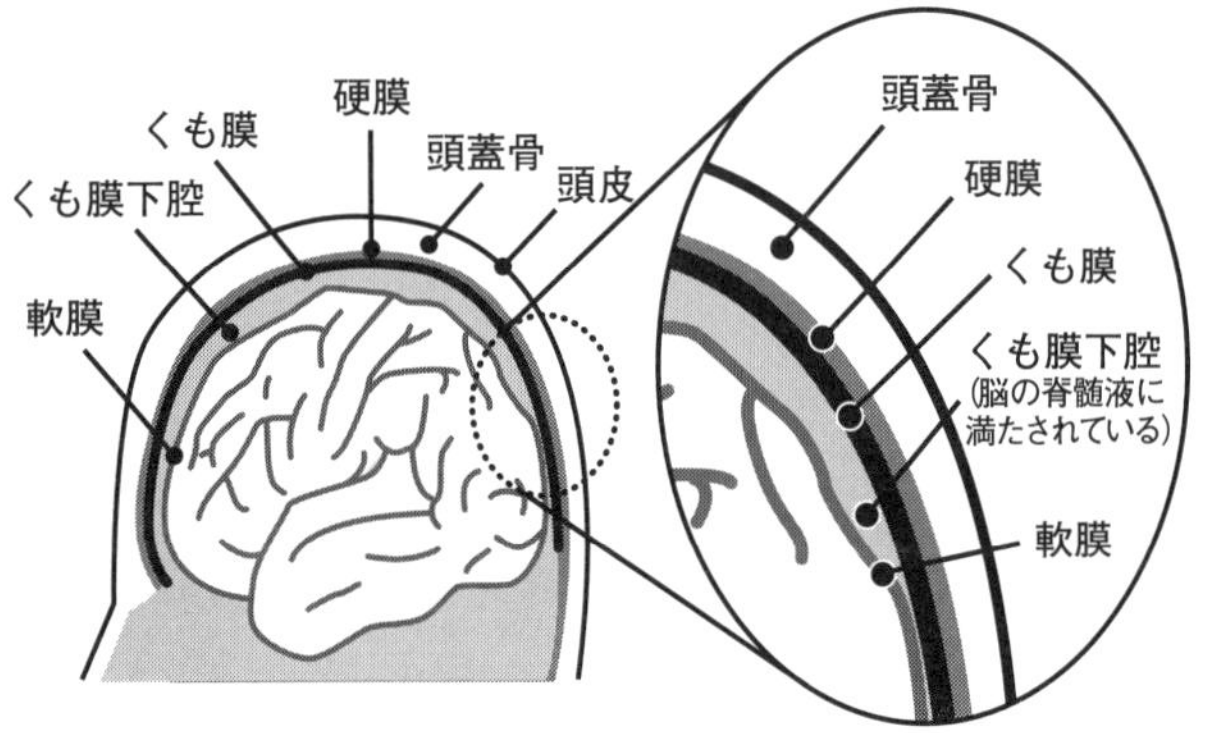

くも膜下には脳の表面に沿って動脈が走っており、それが細い枝のように分かれて脳の中に入り込んでいます。その様子が細かいくもの巣のようであることから「くも膜」と呼ばれています。

この病気は、くも膜下の動脈に動脈瘤ができ、それが破裂して軟膜との間に血液があふれるため、脳全体が圧迫され激しい症状を招きます。突然起きる激しい頭痛、めまい、嘔吐、けいれんなどです。

はじめに動脈瘤ありき。破裂すると手の施しようがない

くも膜下出血は「ある日突然発症」しますが、それ以前に脳の血管に動脈瘤ができているものです。

動脈瘤とは、血管の一部が膨らんでしまった瘤のことで、別項で述べるアテローム動脈硬化が主な原因とされています。中高年の数%は動脈瘤を持っていると言われ、加齢に伴って増えてきます。

ただし動脈瘤の全てが破れてくも膜下出血になるわけではなく、脳動脈瘤を持つ人が100人いたら、発症するのはうち2人。残りの98％は動脈瘤があっても無症状なので、発見しても対応が微妙です。

くも膜下出血は遺伝的要素が強く、脳の血管が生まれつき弱く動脈瘤ができやすい、破裂しやすいという性質が関係しています。従って、親など親族にくも膜下出血を患った人が複数いるようなら要注意です。

動脈瘤は脳だけでなく、心臓などの胸部、腹部、肝臓、脾臓、腎臓、手や足の動脈にもできます。大動脈瘤破裂で亡くなった有名人は多く、その都度大きな衝撃として世間に広まります。破裂する直前まで全く自覚症状はなく、破裂すると手の施しようがない病気の代表と言えます。

予防はやはり動脈硬化を防ぐ、改善すること。さらに直接のきっかけになる高血圧の改善しかありません。

③ 脳梗塞

脳血管障害の中で、脳の血管が詰まって血流が止まり、その先に酸素や栄養が送れなくなるのが脳梗塞です。

昔は脳卒中、つまり脳血管障害といえば脳出血が多く、死亡率も高いものでした。今日、高血圧のコントロールができるようになって脳出血で亡くなる人は減りましたが、脳梗塞の患者さんは増加しています。脳血管障害で亡くなる人の6割が脳梗塞と言われています。

糖尿病や高血圧、脂質異常症などは、みな血液・血管に問題が発生します。これらの生活習慣病になる人が増え、それによって動脈硬化を起こす人が増えたことが大きな原因だと考えられています。

加えて肥満、メタボリック症候群、ストレス、喫煙などが拍車をかけています。高齢化も背景にあります。さらに欧米化した食事によって、脂質の摂取が増えたことも一因です。実際に30代～50代でも動脈硬化は広がっており、若くして脳梗塞を発症する人も増えつつあります。

脳梗塞には、代表的な3つの病気があります。ラクナ梗塞、心原性脳梗塞、アテローム血栓性脳梗塞です。

ラクナ梗塞

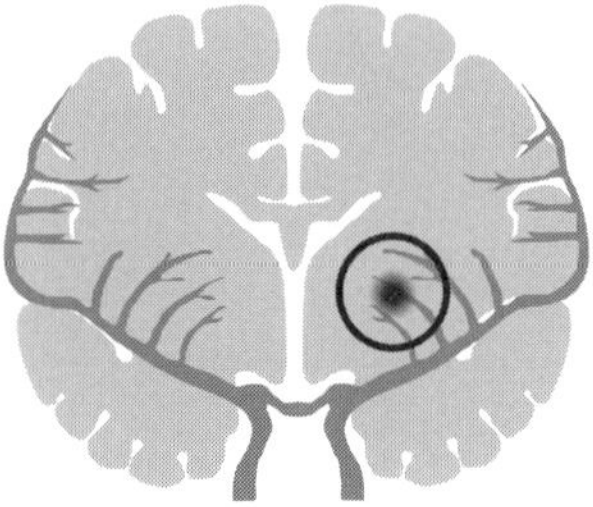
細い血管が詰まって起こる脳梗塞

心原性脳梗塞

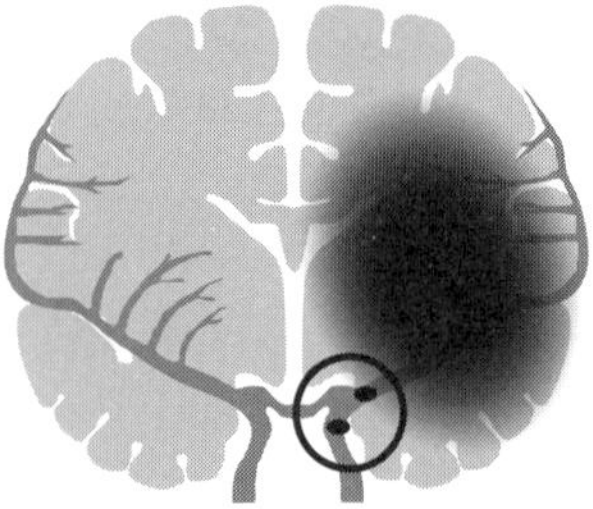
心臓にできた血栓（血の固まり）が流れてきて、太い血管が詰まって起こる脳梗塞

アテローム血栓性脳梗塞

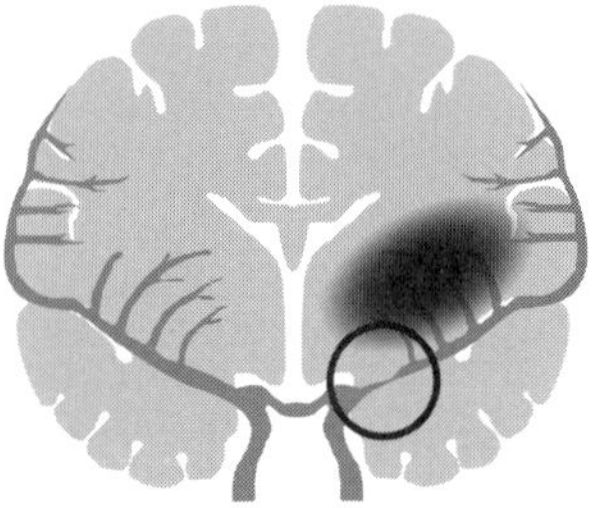
太い血管が動脈硬化を起こして細くなったり、詰まったりして起こる脳梗塞

脳梗塞① ラクナ梗塞

「ラクナ」とはラテン語で「小さな穴」「空洞」という意味です。血管が詰まって一部の組織が死に、脱落して穴が空くことからこの名前がついたようです。

心臓から伸び脳に入った太い血管は、やがて細い血管に枝分かれしながら脳の奥深く入っていきます。狭く細い血管は詰まりやすく、小さな詰まり＝梗塞が何回も起こるのが特徴です。

最近は、中高年になると小さな脳梗塞は誰にでもあることがわかってきました。それらははじめ自覚症状もなく、特別支障もないため放置されています。しかし小さな脳梗塞は繰り返し続くので、次第に問題が顕在化してきます。脳の深いところで、そうした小さな梗塞が繰り返されると、外科的な処置も困難ですし、病状はどんどん悪化してしまいます。

日本人の脳梗塞の4割はこのタイプですが、これが直接死因になることはあまりありません。

脳梗塞② 心原性脳梗塞

脳梗塞ですが、原因は心臓にあります。心臓にできた血栓がはがれて血流に乗って脳まで届き、太い血管を詰まらせます。元読売ジャイアンツの長島茂男監督が発症したのがこの心原性脳梗塞です。

もう1つの原因は不整脈と心房細動です。心臓は常に一定のリズムを刻んで収縮・拡張し、一定量の血液を全身に送り出します。このリズムが乱れると不整脈となり、心臓が送り出す血液の量も乱れてきます。すると古い血液が心房内に残され、よどんで固まり血栓になります。血管にへばりついた血栓ではないのでふわふわとただよっており、拍動が強くなった時に一気に心臓から押し出されます。これが首の動脈に向かうと脳に到達し、大動脈を詰まらせてしまいます。

発見が遅れると命に関わる重度の脳梗塞になるのが、このタイプの脳梗塞です。その6割が寝たきりか死に至るという恐ろしい病気です。

脳梗塞③ アテローム血栓性脳梗塞

アテロームとは、動脈硬化の項で説明した粥状動脈硬化のことです。脳の血管が硬くなったところに、コレステロールや中性脂肪などがこびりつき、次第に内腔を狭くしていくことで発症します。

動脈硬化が進むと、こびりついた付着物で血管はデコボコした状態になり、何かのきっかけで血流に流された時に内皮細胞までがはがれてしまいます。これは血管の傷なので、後は外傷と同じで血小板が集まってカサブタになります。このカサブタがいわゆる血栓で、盛り上がって血管をふさいでしまいます。本来は傷ついた血管を修復しようとする働きがマイナスに作用したのが血栓です。

この血栓は1回できればそれで終わりではなく、同じ箇所に二重に、あるいはそれ以上に血栓が重なるために、時として完全に動脈を塞いでしまうこともあります。

脳のどの血管に起こるかによって症状は異なり、言語、運動・感覚、感情など様々な機能に支障が起こります。

次に来る本格的な脳梗塞を知らせる一過性脳虚血発作

脳梗塞は、ある日突然起こるものだと思われていますが、それ以前に動脈硬化は起きています。そしてじわじわと進行しています。コップに少しずつたまった水が、ある時満杯になってあふれるように脳梗塞が発症します。

ただし次に説明する一過性脳虚血発作は、まもなく本格的な脳梗塞が発生することを知らせる前触れであり警告です。この段階ですぐ病院に急げば、重篤な脳梗塞を未然に防ぐことができます。

一過性脳虚血発作は、次のような症状です。

・頭痛、頭が重い
・めまい、立ちくらみ、目がかすむ
・視野が半分欠ける
・ろれつが回らなくなる
・足がふらつく、急につまずきやすくなる

・手足に力が入らない
・手足の震え、しびれがある

いずれもありふれた症状や不調ですが、突然起こって数分から数十分で治まってしまうのが特徴です。どれか1つの症状というより複数、例えば談笑しながらお茶を飲んでいたら、突然カップを落としてぼんやりしてしまった。周りが話しかけてもろれつが回らない。でも数分で元に戻った。といった場合はかなり危険です。

48時間以内が危険。専門医を受診して再発予防

一過性脳虚血発作とは、一時的な脳梗塞です。血管のどこかが血栓で詰まり血流が止まるため、左右片側のまひや言葉が出ないなどの症状が現れます。しかし血栓はまもなく流されて血流が再開するので、再び身体の働きは回復するのです。

問題はその後です。

これまでのデータで、一過性虚血発作を起こした人は、その後3か月以内に15～20％の人が重篤な脳梗塞を発症。そのうち半数、つまり1割の人は、数日以内に重篤な脳梗塞を発症することがわかってきました。特に一過性虚血発作のあと48時間以内が要注意です。

一過性虚血発作を起こした場合、すみやかに専門医のいる病院を受診し、こうした症状があったことを詳しく伝えましょう。検査を受け、脳血管の状態を確認しましょう。何もなければそれでよし。何かあれば、事前に大きな脳梗塞を発見したのですから、むしろラッキーだと思って対処しましょう。

きちんと予防すれば脳梗塞は未然に防げます。既にできてしまっている小さな血栓は、薬で溶かすこともできます。

それまで健康で元気に暮らしていた人ほど、一過性虚血発作を甘く見るようです。「自分に限って」「これくらいの不調で病院に行くなんて」と考えてしまうのでしょう。しかし本格的な脳梗塞になれば、昨日までの生活は二度と帰ってきません。前述のような症状があれば、すぐに病院です。

心臓血管の動脈硬化

動脈硬化は心臓の血管でも起こります。心臓の血管で動脈硬化が進行すると、全身の組織や細胞に送る血液だけでなく心臓そのものの細胞に充分な栄養や酸素が届けられなくなり、機能が充分はたせなくなってしまいます。そのため高血圧、心肥大、心不全、狭心症、心筋梗塞などの深刻な病気が起こりやすくなります。

糖尿病などの病気を持っていると、そうでない人の何倍もこうした病気にかかりやすいことがわかっています。

また糖尿病の神経障害によって感覚鈍麻が起きている人では、本来は激しい胸痛を伴う心筋梗塞が起こっていても気づかず、手当てが遅れてしまうことがあります。つまり糖尿病の場合、こうした病気になりやすいだけでなく、なっても気づかないことがあるわけです。

心臓疾患は日本人の死因の第2位。その中でも死に至る病とされているのが心筋梗塞です。心筋梗塞を発症する人は年間約15万人、急性心筋梗塞で死亡する人はその3

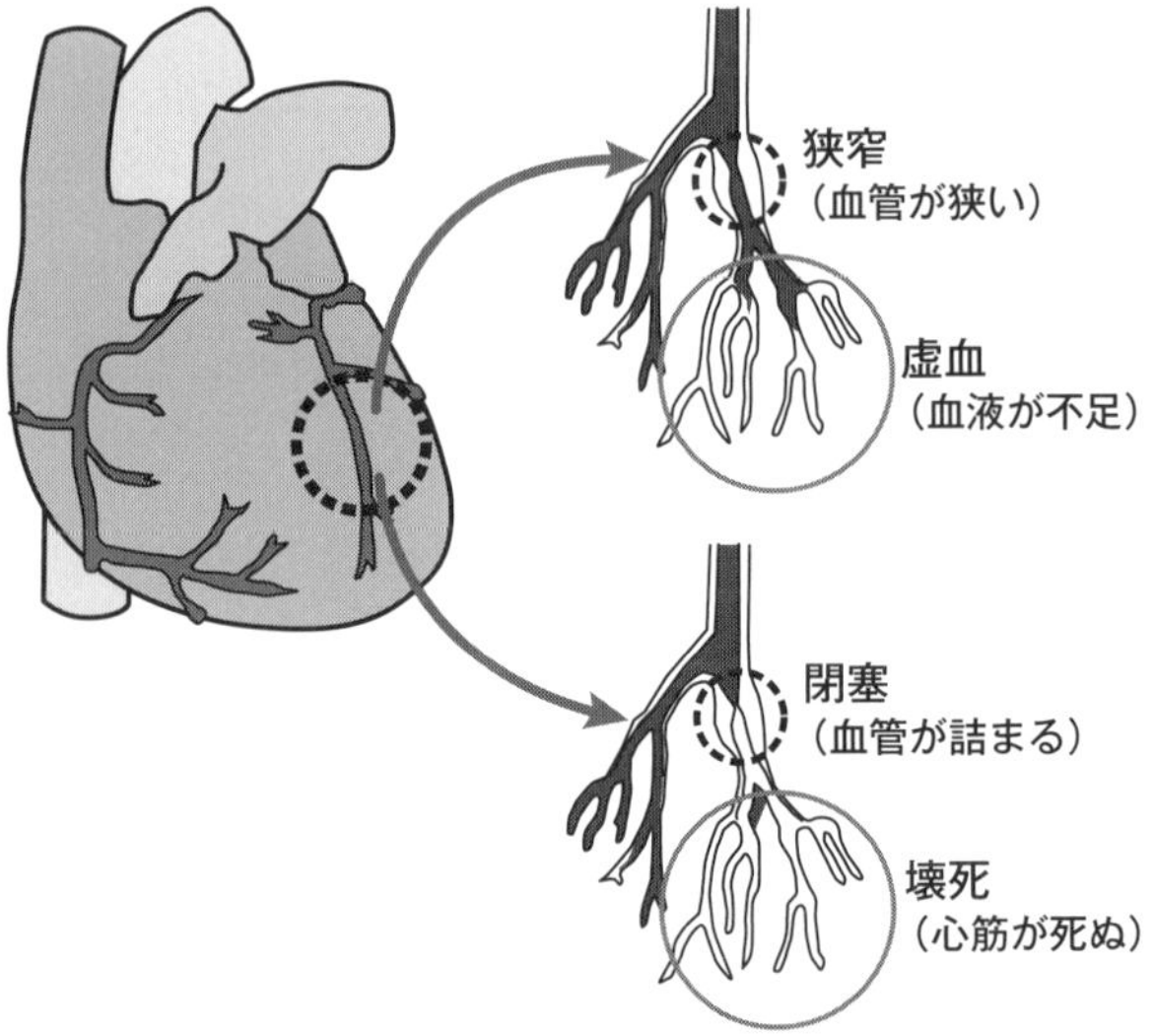

分の1の5万人に上ります。今日でも、この病に倒れた人の命をつなぎとめるのは難しいのです。

心臓の働きについて簡単に紹介しましょう。

この臓器は1日に10万回も収縮と拡張を繰り返し、1日8000ℓもの血液を全身に送り出しています。この血液には新鮮な酸素と栄養素がたっぷり含まれ、心臓が収縮することで全身のすみずみの細胞に送り届けられます。また心臓が拡張する時には、全身の細胞から二酸化炭素や代謝物を含んだ静脈血が戻ってきます。

心臓が一回血液を送り出す力は、水を2メートルの高さまで押し上げるといいます。握りこぶしほどの大きさしかない臓器には、驚くべき力があるのです。

命に関わる心臓疾患で命を落とさないためにも、これらの病気の特徴や予防法、対処法を認識しておく必要があります。

心筋に血流がなくなり虚血、酸欠になる狭心症

1日10万回の拍動。とはいえ、そのリズムは決して一定ではありません。

例えば眠っている時、のんびりテレビを見ている時、あまり体を動かさない時には、心臓もゆっくり動いてゆっくり血液を送り出しています。逆にスポーツをしている時は心臓も激しく動き、大量の血液を一気に送り出しています。

心臓は、われわれの活動に応じて激しく動いたりゆっくり動いたりしていることがわかります。これが臨機応変にできているということは、心臓も心筋も冠動脈も健康な証拠です。

それでは冠動脈に動脈硬化が起こっていて、内部が狭くなっているとどうなるでしょう。われわれが急いで走り出したとして、充分な血液が送られなければ血液が足りず「虚血」という状態になります。血液によって運ばれる酸素も足りなくなって酸欠にもなります。そのため激しい胸痛が起こります。これが狭心症です。

胸痛が起こった時に使用されるのがニトログリセリンです。もしもの時のために、頓服として持ち歩く人は多いようです。

今述べたように、狭心症は、スポーツや階段を駆け上がるなど急に激しい運動をした時に起こりやすいものです。しかしそうでない狭心症もあります。

例えば血液をあまり必要としない就寝時など、冠動脈がけいれんを起こして発作が起こるものを「安静時狭心症」といいます。このような狭心症が頻繁に起こるようであれば、心筋梗塞になりかかっているかもしれません。胸の痛みが以前より大きくなってくるのも注意信号です。

一刻を争う急性心筋梗塞

狭心症の状態からさらに動脈硬化が進行し、血管内にプラークができているようだと、何かの拍子にこれが破れ、血栓ができて冠動脈は詰まってしまいます。するとその先の細胞に血流が途絶え、そこから先の心筋細胞が死んでしまいます。これが心筋梗塞です。

心筋梗塞の痛みは非常に強く、吐き気や呼吸困難なども起こります。一刻も早く治療しないと、そのまま命を落とす場合もあります。

狭心症の痛みも激しいものですが、通常は数分から15分程度で収まります。しかし30分以上激痛が続くようだと、心筋梗塞を疑った方がいいでしょう。

心筋梗塞のさらに突発的なものが急性心筋梗塞です。その痛みは息ができなくなるほど激しく、誰もが「死の恐怖」を感じると言われます。急性心筋梗塞の場合、ニトログリセリンも効きません。

しかし問題なのは痛みそのものではありません。痛みの原因である冠動脈の閉塞、血液が止まってしまうことです。そうなれば心臓を動かしている心筋に酸素も栄養もいかなくなり、やがて心筋は壊死していきます。壊死した筋肉は生き返りません。たとえ命がつながっても、心臓の機能は発作前の状態には戻らないのです。

急性心筋梗塞は発症後およそ40％が2日以内に命を落とすと言われています。

そうなる前に、急性心筋梗塞の発症の時点で一刻も早く受診し、心臓機能を回復させなければなりません。15分以上激しい痛みが続く時点で、ためらわず119番です。

狭心症と心筋梗塞は、いずれも心臓の冠動脈に起こる動脈硬化が原因です。心筋の血液が失われる「虚血」が原因なので「虚血性心疾患」といいます。

動脈硬化によってある程度は血管が詰まっても、自然に回復する力が残っている場合が狭心症、そうした力が残っていないのが心筋梗塞です。どちらも命に関わる病気ですが、回復力のない心筋梗塞の方がより深刻なのは言うまでもありません。

動脈硬化の原因は糖尿病、高血圧、脂質異常症

このような深刻な病気を引き起こす動脈硬化には、いくつかの原因があります。まずは高血圧、脂質異常症、そして糖尿病。この3つは動脈硬化の主な原因です。

まず高血圧。血圧が高くなると、心臓が押し出す血液は勢いよく飛び出して、血管に強い圧力をかけ続けます。血管はその力に耐えるため、次第に分厚く硬くなります。しかし同時にしなやかさがなくなるため、逆に破れやすい動脈硬化が起きてしまいます。これが原因としての高血圧です。

逆に動脈硬化の進んだ血管の内腔は、コレステロールや中性脂肪などが溜まってプラークとなり、狭くなっているため、血液がスムーズに流れなくなっています。心臓は全身に血液を送らなければならないため、勢いよく血液を送り出すことになり、次第に血圧が高くなる＝高血圧を招きます。つまり高血圧は、動脈硬化の原因でもあり結果にもなるわけです。

脂質異常症とは、血中のコレステロールや中性脂肪が多すぎる状態です。いずれも

脂質であり、過剰な状態では血管壁にこびりついてプラークを形成します。また血液中に長く留まる脂質は次第に酸化して容易には代謝されないため、血管の状態を悪化させます。また血栓ができやすくなるため、ますます内腔は狭くなります。脂質異常症は直接的に動脈硬化の原因であり、悪化を進めるものです。

最後に糖尿病は、高血糖の血液が血管内を巡るため、全身の血管の内皮細胞のタンパク質は次第に糖化していきます。タンパク質の中でも特にコラーゲンが糖化されるため、血管は弾力がなくなり動脈硬化が進行してしまいます。また高血糖はＬＤＬコレステロールも糖化するため、糖化コレステロールはベタベタと血管にまとわりつき、いっそう動脈硬化を悪化させてしまいます。

糖尿病と動脈硬化は、高血糖の血液と劣化した血管の関係です。血液と血管の両方がよくない状態なので、互いに関わりながら悪化のスパイラルを生み出します。どちらか一方でなく、両方を改善することでこのスパイラルは断ち切られ、よい方向に向かうことが可能になります。

メタボリックシンドロームの本当の意味

動脈硬化を悪化させる要因はほかにもたくさんあります。例えば肥満、運動不足、喫煙、大量の飲酒など、血管を老化、劣化させる生活習慣はすべて動脈硬化の原因です。こうした要素の中で、特に意識していただきたいのはメタボリックシンドロームです。

メタボリックシンドローム、通称メタボは、言葉としては広く知られるようになりました。しかしその意味は、「太りすぎてお腹がでっぱった状態」だと思われていないでしょうか。お腹が肥満の目安、くらいの感じです。これはかなり本質からずれた解釈で、本当の意味や医学的な問題点からかけ離れています。メタボリックシンドロームは動脈硬化と密接な関係があります。ぜひ本当の意味をご理解いただき、健康に役立てていただきたいものです。

メタボリックシンドロームとは、ウエストサイズが男性で85cm以上、女性で90cm以上で、脂質異常症、高血圧、糖尿病の3つの要素のうち2つ以上に該当する状態をさします。これらの病気は単独でも動脈硬化を悪化させます。脳梗塞や心筋梗塞など血管系疾患を、そうでない人の2～3倍も発症させます。これらが束になったメタボリックシンドロームでは、リスクはさらにその何倍にもなります。

ウェストサイズとは内臓脂肪の状態を意味します。この数値はCTスキャンで腹部を撮影すると断面積100㎠に相当します。お腹周りというより内臓脂肪を測っているのです。

メタボリックシンドロームは動脈硬化の温床

内臓脂肪は、単なる栄養の倉庫ではありません。最近の研究で、脂肪は脂肪細胞の塊ですが、これが様々なホルモンやサイトカインと呼ばれる生理活性物質を産生し、糖や脂質の代謝や血圧を調節していることがわかってきました。

例えばアディポネクチンというサイトカインは、インスリン抵抗性を改善して糖や脂質の代謝を促す働きをしています。さらに血管を拡張させ、血圧を下げる働きもしています。ところが過剰な脂質を取り込んで肥大した脂肪細胞は、アディポネクチンの産生が低下するだけでなく、レプチンやTNF−αといったインスリンの効きを悪くするサイトカインを過剰に分泌するようになるのです。

内臓脂肪（肥大した脂肪細胞）が多すぎると、様々な代謝異常が起きてきます。内臓肥満による代謝異常の集積のことをメタボリックシンドローム（metabolic syndrome=代謝症候群）と呼びます。メタボリックとは代謝という意味です。

メタボリックシンドロームは、動脈硬化の温床です。健康診断でメタボと診断されたら、脳梗塞や心筋梗塞につながる危険な状態であるという意識を持たなければなりません。治療できれば治療をして、あるいは生活の大改善を行い、一日も早くその状態を脱すべき状態です。

第3章

血管をきれいにして
糖尿病・動脈硬化を予防・改善する

血液と血管からのアプローチが有効

ここまでは糖尿病と動脈硬化が、いずれも血管にトラブルが発生し進行していくことを述べました。糖尿病であれば動脈硬化になり、動脈硬化があれば糖尿病が進行します。血管の状態はこれらの病気や症状に深く関わっており、これを改善することが血糖値を下げ動脈硬化を抑制することにつながります。

そこで本章ではこれらの病気の予防や改善についてご紹介していきます。

また糖尿病や動脈硬化の改善が、思うようにいかないという人々も少なくありません。そうした人々の多くが、その対応策として血糖コントロールや血管の保護に有効なサプリメントを使用しているようです。糖尿病や動脈硬化の医学治療に補完代替医療の要素を加えることで、思うようにいかなかった予防や改善がうまくいくことがあるからです。

様々なサプリメントがありますが、その薬理作用の中心となるのが抗酸化作用です。そこで本書でも、今最も強力な抗酸化作用を持つとして注目されているタキシフォリンを検証していきます。

糖尿病・食事療法の基本とヒント

糖尿病といえば食事療法が基本です。特に糖尿病予備軍（境界型）の人や血糖値が130mg～140mg前後、ヘモグロビンA1cが7.0%前後といった軽症の人は、薬をできるだけ使わずに、まずは食事療法です。加えて運動療法を行い、血糖値を基準値内（130mg未満）に維持することが目標とされます。

特にインスリン分泌がある2型糖尿病の人は、弱っている膵臓のβ細胞にあまり負担をかけないことが大切です。暴飲暴食はβ細胞を酷使し、わずかなインスリンも出なくなるおそれがあります。食事においては適量を適時に摂取することで、β細胞の機能をできるだけ維持するようにします。

具体的な食事療法はひとりひとり違い、医療機関での指示に従って進めることになるでしょう。本書では、うまく食事療法を進めるためのヒントをご紹介します。

最近は糖尿病とわかった時点で教育入院を勧められることが多いようです。教育入院はまさに糖尿病教育であり、病気のメカニズムを学び、糖尿病食の指導を受けます。入院しなくても「食事指導」は行われることが多く、栄養士などの講師が食品交換表というテキストを使って、1日に何をどれだけ食べればよいかが示されます。

ただ食品のカロリー計算や組み合わせを考えて調理するのは、面倒でないと言ったら嘘になります。人によっては頑張りすぎてノイローゼになったり、投げ出して暴飲暴食に走るケースもあります。食事がストレスになる場合もあるでしょう。

生活は人それぞれです。できる範囲で食事療法を行い、血糖値と折り合いをつけながら、続けていくとよいでしょう。

カロリー制限より糖質制限?

糖尿病の食事療法に大きな議論が巻き起こっています。従来のやり方とは違い、カロリー制限があまりない食事療法を中心としたものです。その方法とは、最近話題の

「糖質制限」食です。

理屈はほぼ一緒で、炭水化物＝糖質を減らした食事をして、減量し血糖値を下げるという方法です。

これまで糖尿病の食事療法といえばカロリー制限。一日に摂取すべきカロリーを計算し、その数字をオーバーしないように食事をとります。例えば1日1600キロカロリーだとすれば、その半分の800キロカロリーはごはんやパンなどの炭水化物（糖質）、残り800キロカロリーは肉や魚などのタンパク質や脂質、野菜など他の栄養素で摂るという方法でした。炭水化物はかなりしっかり食べられる反面、脂質が少なくなり、トータルで摂取カロリーは抑えられる、という方法論です。

ところがこの方法に大きな疑問を投げかけたのがこの糖質制限食です。あらゆる栄養素の中で血糖値を急激に上げるものは糖質（炭水化物）だけです。したがって、この食事療法を行うと、総カロリーは抑えられても、誰もが食後にかなり血糖値が上がってしまいます。

健康な人も食後には血糖値が上がります。しかしインスリンが適宜分泌されて糖質

２型糖尿病患者と健康な人の食後血糖値の比較

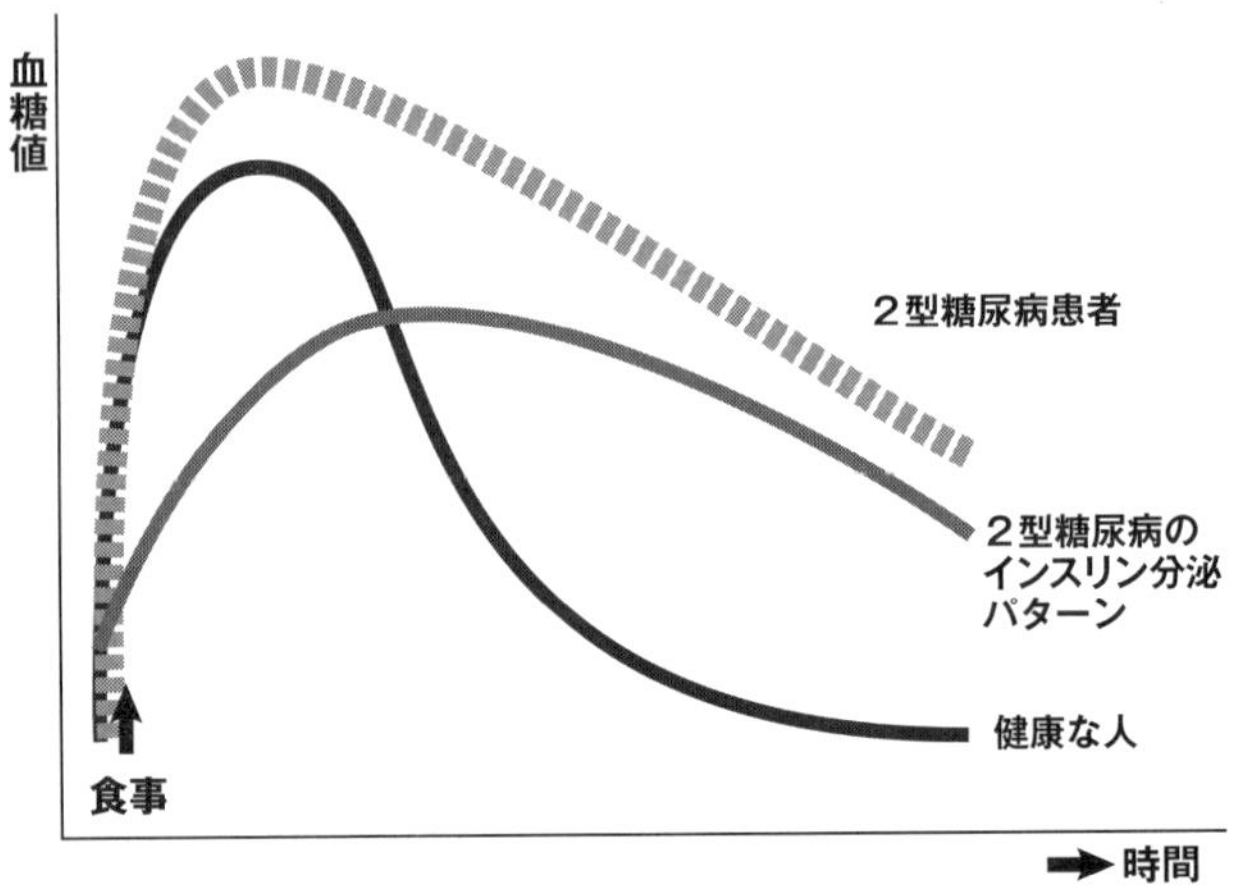

が細胞に取り込まれるため、血糖値はじきに下がります。

一方糖尿病患者はインスリンの分泌が不足しているかインスリンの効きが悪いので、血糖値はなかなか下がりません。結果として高血糖の状態が長く続いてしまいます。

血糖値を下げなければならないのに、血糖値を上げる炭水化物（糖質）の多い食事をする。これは明らかに矛盾しているとして、糖尿病専門医らからも疑問の声が上がっていました。治療の現場でも、忠実に食事療法を続けている患者さんが、夕食の後血糖値が上昇し翌朝も高いままなのはなぜか、という質問をするそうです。それはそうです。炭水化物（糖質）をたくさん食べれば、血糖値が上がるのは当然です。

血糖値を下げるには、脂質ではなく糖質を減らした方がいいというのがこの「糖質制限」の主張なのです。食事からとったエネルギーであるグルコースを全身に運ぶのですから血糖値が上がるのは当然なのです。問題はその血糖を臓器や細胞に取り入れる働きをするインスリンが不足したり、インスリンの働きが抑えられていることであり、この状態になっている人が糖尿病なのです。健康な人は血糖を全身の細胞に配達するから血糖値が下がるのです。

糖尿病発症の原因は複雑です。遺伝的なものもあり、日本人は欧米人よりもなりやすいと言われているのです。

重要なのは空腹時ではなく食後の血糖値

糖尿病かどうかを調べるには、通常は空腹時血糖値をはかります。「検査前日夜から絶食」と指示されて、朝食を抜いてお腹がペコペコの状態で血液検査を受けます。そのため「血糖値」と言った時には、大抵の人、特に糖尿病でない人は空腹時血糖値のことだと認識しています。

しかし最近の研究で、その人の糖の代謝がどのような状態にあるか、糖尿病であれば血糖コントロールがうまくいっているか否かを判断するには、空腹時でなく食後血糖値の方が重要であることがわかってきました。

前述のように、食後すぐは、糖尿病患者でも健康な人でも血糖値は上がります。健康な人はじきに血糖値は下がっていきますが、糖尿病患者はなかなか下がりません。食後1～2時間しても血液中に糖が残っています。

それが糖尿病という疾患の特徴なのですが、インスリン注射をしている人でなければ、実際に自分の食後の血糖値を測る機会はほとんどありません。

糖尿病は初期にはほとんど自覚症状がなく、気づいた時には合併症が進んでいる、といいます。それは「自覚症状のない初期には、空腹時血糖値が正常」な人が多いためだとされています。一般的な健康診断でも血糖値はわかりますが、その血糖値は間違いなく「前夜から食事を抜いた空腹時」血糖値です。本当は糖尿病になっているのに、検査では無罪放免になっているのです。

万一血糖値が126mg以上であれば、あらためてブドウ糖負荷試験を受けます。ブドウ糖溶液を飲んで1〜2時間ほどたってから血糖値を測ります。これによって血糖値が200mg以上なら糖尿病決定です。ここで初めて糖尿病であることがわかるのです。

ブドウ糖負荷試験の結果は食後血糖値と同じです。本当は全ての人が食後に血糖値を測らなければ、初期の糖尿病は見つかりません。

食後高血糖はキケン！　動脈硬化が起こり進行する

食後血糖値がなぜそれほど重要なのでしょうか。

健康であれば、食後に高くなった血糖値はすみやかに下がります。つまり全身にエネルギーが行き届いたということです。糖尿病の場合、これらのエネルギーが全身に届いていないので、グルコース（糖）がそのまま血液に残ってしまい、臓器や細胞の方は栄養失調なのです。そして高血糖のままの血液が全身を流れ続けます。すると血液や血管のタンパク質が糖化され糖化タンパク質が増えることになります。第1章でも述べた通り、この糖化タンパク質が大変にたちが悪く、周辺の組織の老化、劣化を進めてしまう性質を持っているのです。

糖化タンパク質が血管の内壁にへばりつくと、血管のタンパク質は硬くこわばって、本来の柔軟性や弾力がなくなっていきます。それが次第に積み重なって起こるのが動脈硬化です。

動脈硬化は複数の要素が重なって起こります。血液中の中性脂肪やコレステロールなど脂質も血管壁にへばりつきます。また糖化タンパク質（ＡＧＥｓ）は炎症を起こし、その結果、免疫細胞のマクロファージやＴ細胞等は、血管壁に潜り込んで死滅します。

こうして様々なものが堆積して塊（プラーク）を形成するようになると、血管壁の内側は次第にデコボコした状態になっていくため、血液がスムーズに流れなくなってきます。すると中性脂肪やコレステロールなどの血液成分がますます溜まるようになり、血管内はどんどん狭くなっていくのです。

健康な人でも、年を取ると血管が硬くなり動脈硬化は起こりますが、糖尿病の場合はそれが早い時期から起こります。

その直接の引き金になるのが、漫然とした高血糖より食後急に血糖値が上がって下がらなくなる「食後高血糖」であるというわけです。

糖化と酸化が重なって血管系疾患を進行させる

高血糖によってタンパク質や脂質の糖化されたものは、血管壁でプラークを形成するだけでなく、活性酸素を発生させます。すると血管壁やプラークは酸化され、炎症を引き起こします。プラークが炎症を起こしてはがれると血栓になり、血管を詰まらせます。酸化して炎症を起こした血管が破れると出血します。

このように高血糖による糖化は活性酸素を発生させ、酸化も引き起こします。糖化と酸化は相まって起こり、炎症を広げ、組織をボロボロにしていきます。こうした現象は高血糖の血液が流れる全身の血管で発生するため、全身至るところの血管が動脈硬化を起こし、破れたり血栓を作ったりしています。糖尿病が血管系疾患だとされる所以はここにあります。

こうした現象が脳の血管で起これば脳卒中、心臓の血管で起これば心臓疾患です。糖尿病の合併症としての動脈硬化、動脈硬化が進行して発症する脳や心臓の血管疾患は、これまで単なる高血糖によるものだと考えられていました。しかし高血糖にも色々あり、空腹時より食後の高血糖がより悪質なのです。

最近の研究で、食後の血糖値が高い人は、血管系疾患で死亡するリスクが、そうでない人の何倍にもになることがわかりました。

定期的に通院して血糖値を測っている人も、これからは食後の血糖値に注意すべきです。

がんばって食事療法は守っていて血糖値は安定しているけれども、合併症が進んでしまった、という人がいます。そうした人は食後血糖値が高い可能性があり、特に留意すべきです。

合併症を起こしやすい血糖値の特徴

糖尿病において恐ろしいのは合併症です。合併症の多くは動脈硬化が全身で起こっていて、目で起これば網膜症、腎臓で起これば腎不全、毛細血管で起これば神経症というように起こる場所によって異なる症状になります。

糖尿病の合併症は、糖尿病である期間が長いほど、そして高血糖である時期が長いほど起きやすく、重症化しやすいというのが常識でした。しかし実際にはまだ糖尿病と断定できない境界型（予備軍）の段階から、あるいは血糖値もヘモグロビンＡ１ｃも安定しているのに合併症が進行しているケースがあります。

これは一体どういうことなのでしょう。

答の１つが食後高血糖です。食事をした後で急激に血糖値が上がるタイプの人は、トータルでは血糖値が高くなくても血管が傷み、動脈硬化が進行しやすいのです。

もう１つは、血糖値の日内変動が大きいことが考えられます。１日24時間（あるいはもっと長時間）の中で血糖値は上がったり下がったりしますが、糖尿病の場合その

1日の血糖値の動き

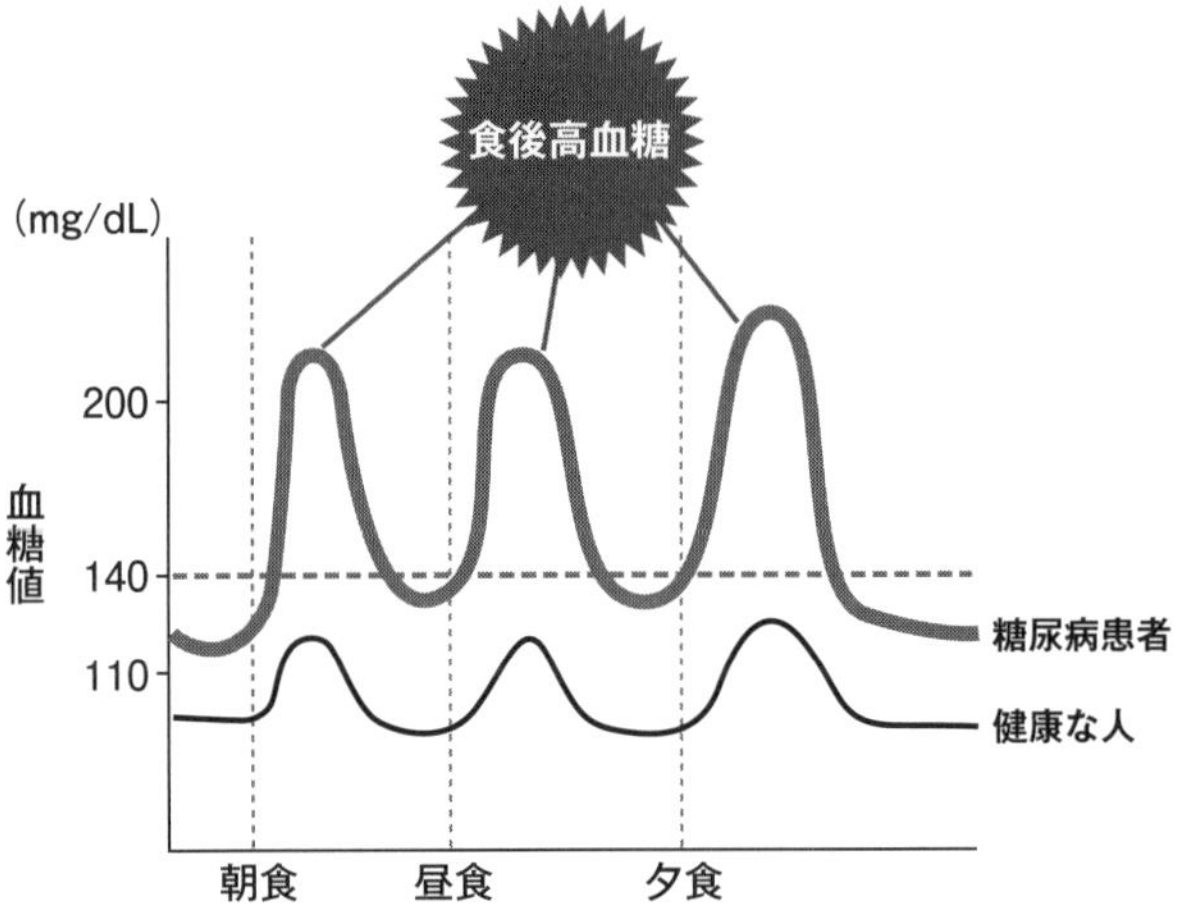

変動の幅は健康な人よりはるかに大きいのです。

最近ＣＧＭ（Continuous Glucose Monitoring 持続血糖モニター）という機器が登場し、数日にわたって継続して血糖値を測ることができるようになりました。これによって糖尿病患者の血糖値が、１日の中でどのように変動しているかがわかるようになったのです。

例えば空腹時血糖値が１００mg前後、ヘモグロビンＡ１ｃが６・０％という優等生の患者の血糖値が、食後いきなり２００mgを超え、逆に睡眠時には低血糖すれすれの状態であったりします。いずれも本人には特に自覚症状はありません。こうした血糖値の変動は、過去1か月の血糖値の指標とされるヘモグロビンA1cには反映されないようです。「食後高血糖」と「血糖値の大きな日内変動」は、合併症の発症と進行の大きな要素です。

食後高血糖を防ぐ食事は血管にもやさしい

動脈硬化を防ぎ、心疾患や脳梗塞にならないための食事は、前述の糖質制限食とほぼ同じと考えてもいいでしょう。食後の高血糖を防ぐために炭水化物などの糖質を減らし、血糖値の上昇をゆっくりにする食品を選んで食べます。そうすれば高血糖で血管が傷つくのを防ぎ、血管の老化、劣化を抑えることができます。

さらに血管を丈夫にするためには、次のような食品がお勧めです。

例えば魚ならイワシ、サンマ、ブリなどの青魚。こうした魚は、血流をよくするEPAやDHAなど不飽和脂肪酸が豊富に含まれており、血液成分と血管の糖化や酸化を防ぎます。

肉なら同じく不飽和脂肪酸であるオレイン酸の豊富な豚肉。ビタミンB類が多いことでも知られ、疲労回復や炎症を抑える働きも期待できます。

また血管や血液といえば有名なのが納豆。ナットウキナーゼという酵素が血栓を予防し血流をよくしてくれます。ただし既に血栓を予防する薬であるワーファリンを処方されている人には禁忌です。納豆には出血を止める働きのあるビタミンKが豊富なので、ワーファリンの働きを弱めてしまうからです。

血栓予防、血管を丈夫にといえば硫化アリルが多いタマネギが有名です。タマネギには抗酸化作用の強いケルセチンが豊富で、血管を活性酸素から守ってくれます。

野菜や海草、きのこなど食物繊維の豊富な食品は、糖尿病であってもなくても、動脈硬化が心配でもそうでなくてもぜひ食べてほしい食品です。まず食事のはじめの方で食べることで、血糖値が急上昇するのを防いでくれます。食物繊維は腸の働きを活発にして便秘を防ぎ、老廃物の代謝を促します。血液にとっても有用な食品です。

野菜は食物繊維だけでなくビタミンの宝庫です。ビタミンA、C、Eなど、食品としては最強の抗酸化物質です。活性酸素の害を防いで血管と体の酸化、老化を防ぐためにも、たくさんの種類の野菜を食べましょう。

高血圧予防・改善、血管保護に減塩

高血圧も血管にとって重大な危険因子です。心臓が押し出す血液の勢いは血管壁にとって大きなストレスになり、時には大きなダメージになります。

高血圧を改善するためには減塩、つまり塩分控えめの食事が勧められていますが、なぜなのでしょう。

塩分を摂りすぎると血圧が上がります。それは次のような理由によります。

体内の塩分の量はおおよそ体重の０・３～０・４％くらい。体重６０kgの人であれば、ほぼ２００gです。この数値が塩分の働きにとって最適であり、多すぎても少なすぎてもよくありません。

塩分が多すぎると、体はそれをちょうどいい濃さにしようとして水分をたくさん取り込みます。結果、血液の量が増え、心臓は大量の血液を押し出すために血圧が上がるのです。大量の血液が勢いよく流れてくれば血管にとってもストレスが増え、傷みやすくなります。動脈硬化も進みやすくなるというわけです。

血管を守り、動脈硬化を予防・改善するためにも、高血圧は危険です。血圧を適正に保つためにも減塩が必要というわけです。

塩分は「ちょっとした工夫」で抑えられる

日本食はごはんを主食として、漬物やみそ汁など塩分の多い副食を食べることが多いため、どうしても塩分過多になりがちです。また蕎麦やうどん、ラーメンなど出汁の味を楽しむ麺料理も好まれるため、減塩は難しいかもしれません。

２０１５年の厚労省による国民栄養・健康調査の結果、日本人の平均的な塩分摂取量は１日当たり男性が11・１g、女性が９・４gです。

これに対して日本高血圧学会が提唱する塩分量は１日６g、世界保健機関ＷＨＯが提唱する塩分量は１日５gです。

ちなみにラーメン1杯には6g前後の塩分が含まれているので、スープを飲み干すと1日の塩分量を使い果たしてしまうことになります。うどん、蕎麦もほぼ同じです。みそ汁は約2g、たくあん3切れ約2g、ちくわ1本3gといった感じで、何となく食べているとたちまち10gをオーバーしてしまうでしょう。味はどうでもいい、健康が一番という人でない限り、減塩は難題です。

厚労省も日本人の食習慣は把握していて、高血圧学会ほかが提唱する「塩分1日6g」は難しいと考えたのでしょう。そこで設定した目標値は次の通りです。

男性……8g／女性……7g

目標に近づけるための工夫としては、次のような方法があります。みそ汁などの汁ものは1日2回までにする。ラーメンなどの汁そば系の食事は1週間に1回のみにする。漬物などの塩蔵品は少量小皿に取り分けて食べる、などです。もちろん日頃から塩分量を意識して、薄味を心がけることも効果的です。

脂肪細胞が肥大化するデメリット

糖尿病にとって、あるいは動脈硬化の予防・改善にとって、運動の効果は絶大です。単にカロリーを消費するためではなく、医学的にいくつものメリットがあるからです。その前に、運動不足が医学的にどんなマイナス要素があるかご紹介しましょう。

日常的に運動不足であると消費カロリーが少なく、筋力が落ち、体に脂肪がつきます。この脂肪は脂肪細胞のかたまりです。脂肪細胞は過剰な脂質をストックする貯蔵庫ですが、実は様々な生理活性物質を分泌して我々の健康状態に影響を与えていることがわかってきました。

脂肪細胞は細胞そのものが肥大化すると、インスリン抵抗性を引き起こすTNF−αやレジスティンなどのサイトカインが分泌されます。他にも血圧を上げる物質、血栓を作りやすくする物質、血管の内腔を狭める物質も増加します。さらに本来脂肪細胞から分泌されているアディポネクチンというインスリンの効きをよくする物質が、脂肪細胞が肥大化することで減少してしまうのです。

一定量であれば問題のない脂肪細胞が、過剰になると引き起こす種々の問題。これはまさに糖尿病や高血圧、動脈硬化の原因ばかりであり、できるだけ減らしたい大きな理由です。

食後1時間後の運動が最も効果的

過剰な脂肪は以上のような理由で減らすべきですが、そのためには食事を見直すことと運動です。

例えば定期的な運動習慣、それも有酸素運動が理想的ですが、漫然と行うよりは最も効果的なタイミングに行うことが効果的です。

最もお勧めなのは、食後1時間後くらいに行う運動です。

食後1時間後といえば食後血糖値が最も高くなる時間帯です。健康な人は徐々に血糖値が下がる時間帯ですが、糖尿病の人はそれから1時間以上もなかなか下がらない状態が続きます。つまり食後1時間後は食後高血糖のピーク時なのです。

この時間に運動をすると、食事で吸収され血液中に出てきたブドウ糖は筋肉を動かすエネルギーに回され消費されます。すると血糖値も下がります。血糖値が下がると血液成分や血管のタンパク質の糖化は避けられ、老化、劣化にブレーキがかかるというわけです。

この場合の運動は軽いものでいいのです。例えば夕食後1時間ほどしたら30分くらい散歩に出かける。朝食後の通勤時に駅まで速足で歩く、でもいいでしょう。こうして食後高血糖を防ぐことで、糖尿病や動脈硬化の予防・改善効果は抜群に上がります。

さらに脂肪細胞を減らすことができれば、前述のような脂肪細胞からのたちの悪い分泌物が減り、健康効果は大幅にアップします。

運動なんて、体力がないから無理だと考えている人は多いかもしれません。けれども軽いものでいいのです。食後1時間後に軽く体を動かす。それだけで様々な病気の予防や改善が可能です。

運動は本当に無駄のない効果的な健康法です。

多彩な治療薬とその効能を理解する

糖尿病の治療は食事療法、運動療法、そして薬物療法の3本立てです。まだ軽度の糖尿病の場合は食事療法、運動療法を行い、それだけでは血糖コントロールが難しい場合は、薬物療法を加えて治療を行います。

薬物療法は、まずは飲み薬の血糖降下剤、それでも血糖値が下がらない場合はインスリン注射になります。

経口血糖降下剤は目的別に3種類あり、それぞれが効く場所も異なります。

①インスリン分泌を促す薬……………膵臓
②インスリンが効きやすくする薬……筋肉、脂肪など全身
③糖の吸収を妨げる薬…………………小腸、腎臓

糖尿病治療薬（経口血糖降下薬）の選択

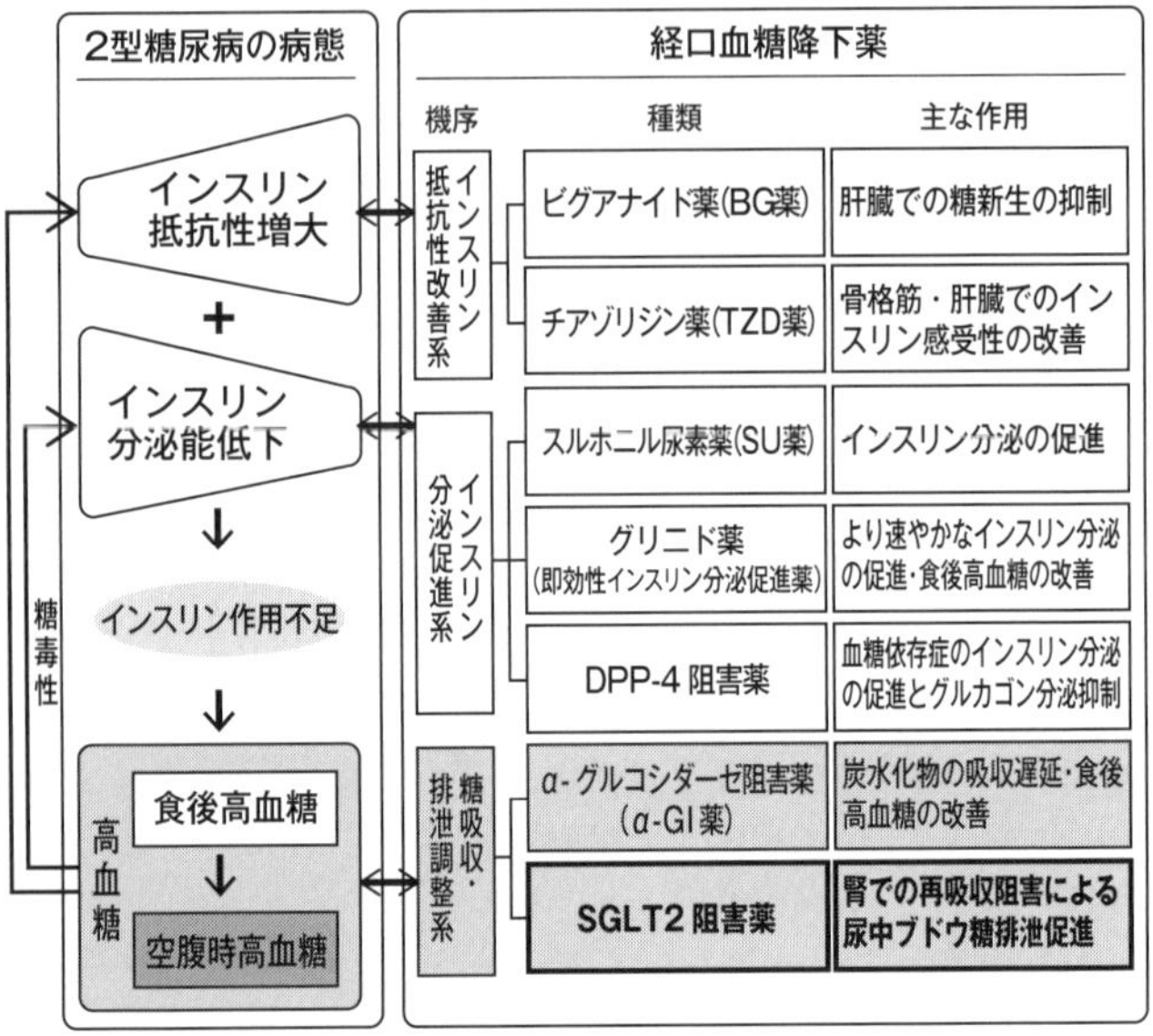

人によってインスリン分泌能やインスリン抵抗性などが異なるので、第一選択薬はそれぞれですが、現在最も多く処方されているのが、膵臓に働きかけてインスリンの分泌を促すスルホニル尿素薬（ＳＵ薬）です。

この薬の効き目は強力ですが、その分膵臓を無理やり働かせているため、インスリン分泌能が衰えるという欠点があります。分泌がなくなれば薬は無効です。他の薬を併用して血糖値をコントロールしなければなりません。また基本的には効き目が強いため、低血糖を起こしやすいのが注意点です。

インスリン抵抗性を改善する薬の代表格はピグアナイド薬（BG薬）です。細胞でインスリンの感受性をよくして血糖コントロールを良好にします。乳酸アシドーシスという危険なショック症状を起こすことがあるので要注意です。

糖の再吸収を抑え血糖値を下げるのはα－グルコシダーゼ阻害薬（α－GI薬）です。糖の消化を抑制し吸収を遅らせ、食後の高血糖を抑制します。肝障害や腸閉塞に注意が必要です。

新薬ＳＧＬＴ２阻害薬は「尿糖」で「糖尿」を治す？

糖の再吸収を抑える薬で、今最も注目されているのはＳＧＬＴ２阻害薬です。２０１４年に認可が下り、数種類の薬が販売され、臨床現場で使われるようになりました。大変ユニークな薬なのでご紹介してみます。

ＳＧＬＴ２阻害薬とは、なんと「尿糖を出して血糖値を下げる薬」です。

ご存じのように腎臓は血液をろ過し、不要な水分と老廃物を尿として排泄する働きをしています。その過程で血液中の糖を再吸収するのですが、これを阻害して尿糖として排出させてしまおうというのがこの薬です。

糖尿病の患者さんの血液は、代謝されない糖がダブついています。その糖は血液成分や血管を糖化し、活性酸素を発生させて血管に炎症を起こす困った存在です。細胞が吸収できないのであれば、いっそ捨ててしまいたい糖です。腎臓でその糖を再吸収するという悪循環を断つわけです。

この薬の原料は、リンゴの木の根や樹皮から取り出されたフロリジンという物質です。

フロリジンは当初、解熱剤、抗炎症薬、マラリアの薬として使われていました。というのもその味はとても苦く、マラリアの特効薬であるキニーネや鎮痛解熱剤のアスピリンに似ていたからだといいます。

第4章でも述べますが、キニーネはアンデス山脈の高地に自生するキナの木から、アスピリンは柳の樹皮から抽出されます。本書で紹介しているタキシフォリンもカラマツから採取されます。

こうした樹木は、紫外線や厳しい気候から身を守るために、抗酸化力の高い物質を産生します。いわゆるファイトケミカルの一種であり、今、医薬品業界から注目を浴びています。SGLT2阻害薬もそうして生まれた医薬品というわけです。

ただし医薬品としてのSGLT2阻害薬は効き目はともかく、残念ながら副作用はゼロではなく、脱水や尿路感染症に要注意ということです。

スマートで簡単になったインスリン注射。ただし低血糖に注意

様々な経口糖尿病薬があり、以前に比べれば血糖コントロールがうまくいくようになりましたが、それでも多くの患者さんが、やがてインスリン注射を行うようになるようです。やはり一度衰えてしまった膵臓はもとには戻りません。薬物療法は血糖値をコントロールするものであって、膵臓を回復させるものではないからです。

インスリン注射も日進月歩で、昔のように誰が見ても注射器という道具は使われなくなりました。今はカートリッジ式のペン型が主流で、スマートで痛みも少なく使いやすくなっています。

また不足するインスリンを1剤で補うというシンプルな方法なので、たくさんの種類の薬を併用して飲み分ける経口薬より楽だという人も少なくありません。

ただ、いかに進歩し使いやすく効果の高くなったインスリンでも、低血糖のリスクがなくなったわけではありません。インスリンを打ったのにきちんと食事がとれなかった。外出先で長時間、何も食べられなかった。そんな時、低血糖を起こす、あるいは起こしそうになることは珍しくないそうです。

冷や汗、めまい、目がかすむ、イライラ、不安、脱力感などが次第にひどくなり、立っていられない、ろれつが回らないといった状態になります。患者さんは低血糖に備えてブドウ糖補給用に飴やチョコレートを持っていて、応急的に口にしてしのいでいますが、もしそういったものがなければ、気を失って倒れてしまいます。救急措置がとられなければ昏睡状態から死に至る可能性もあるのです。

これはインスリンに限らず、飲み薬でも同じです。

糖尿病の患者さんは、誰もが低血糖と隣り合わせにあります。この恐怖が、治療によってもたらされるものなのですから、糖尿病は本当に難しい病気だと言えます。

薬局の帰りはビニール袋を両手に提げて!?

118ページの表を見るとわかるように、糖尿病の飲み薬はまず目的別に3種類、それぞれ異なる作用で6種類に分かれます。そしてその6種類に、製薬メーカーが何社も競って薬を作るので、結果的に何十種類にも及びます。

種類が多ければ患者さんの症状によって使い分けができていいように感じますが、そうとばかりは言えないようです。

患者さんの中には、自分が処方された薬がどんな薬なのか知らないという人が意外に多いのです。特に年配の患者さんは、薬について疑問を感じたり調べたりするという習慣がなく、言われるがままに飲んでいることがあります。そのうちに薬の量や飲む時間を間違える人も多いようです。
糖尿病の薬の多くは血糖値を下げる働きがあるので、飲み方を誤ると低血糖を起こすものが少なくありません。これは危険な事態です。

糖尿病の患者さんは、処方される薬が多すぎるのです。第6章に登場する田辺さんは、一時は薬局の帰りといえば、薬を入れたビニール袋を両手に持っていたそうです。今はタキシフォリンを飲んでいるおかげで、病院の薬は2種類だけで、バッグに入る量になったそうですが、「あの量はさすがにうんざりだった」と笑っておられます。

医学の進歩によって、治療現場は複雑化し、治療がかえって難しくなるという側面があるのかもしれません。

薬の量を減らすために、ある患者さんが取り入れたこと

糖尿病や動脈硬化、その先にある心疾患や脳梗塞などは、すべて血液と血管に問題が生じて起きる慢性病です。食事や運動、ストレスなど様々な要因が絡み合って、血

液と血管は糖化し、活性酸素の発生によって酸化し、病的な状態になっていきます。

日々医学研究が進み、より効果的な治療薬、治療法も登場してきました。

ただし同じ病気であっても病状は様々で、セオリー通りの治療が全ての人に同じ効果をもたらすとは限りません。糖尿病で同じ食事療法をし、同じ薬を飲んでいても、だんだん進行してインスリンが必要になる人もいれば、何年たっても血糖値が少し高いくらいの状態の人もいます。食事療法も運動療法も完璧な人が、合併症に悩まされていることもあります。

またライフスタイルは人それぞれなので、生活を全て治療のために変えることはできないものです。

こうした状況で多くの人々が試みているのが、漢方薬やサプリメントを取り入れる補完代替療法です。本書で第4章以降に紹介するタキシフォリンもそうですが、世界各地の民間薬が、医薬品とは異なる特異な効果をもたらすことがあります。

これまでしっかり薬を飲み、食事も運動もしても思わしくなかった病状が、サプリメントによって大きく改善することがあります。第6章に登場する田辺さんのように、タキシフォリンによって、糖尿病の症状がほとんど解消し、糖尿病の薬が何分の1かに減ったという人もいます。

それに医学の進歩で効果の高い薬が登場しても、それで薬の量が増えることに多くの人がうんざりしているのではないでしょうか。こんなに飲まなければならないのか、という量の薬を抱えた人が非常に多いものです。

糖尿病、あるいは動脈硬化などの血管系の疾患に有効なものはたくさんありますが、中でも最近注目を浴びているファイトケミカルの一種であるタキシフォリンをご紹介します。

極寒のシベリアで何百年も生き続ける樹木がたくわえた抗酸化物質が、糖化し酸化した血管を清浄な状態に戻し、体調を回復させています。従来の治療がうまくいかない人のために、こうした自然由来の成分が突破口を開いてくれるかもしれません。

第4章

タキシフォリンの抗糖化・抗酸化作用とは

永久凍土に生きるシベリア産カラマツ。開発の歴史

タキシフォリンが発見されたのは、極北の地シベリアの永久凍土に生きる樹木からです。

その樹木はシベリア産カラマツ。マイナス67℃にも達する極寒の地で、数百年の寿命を持つ驚異の植物です。人々はこの木を「神の木」と呼んでいたようです。

シベリアのある地域では、この木の皮を剥ぎ、木の部分を削り、馬乳や魚粉と混ぜて煮出したスープを飲んでいました。病気を遠ざける栄養豊富な薬用植物として、人々に大切にされていました。

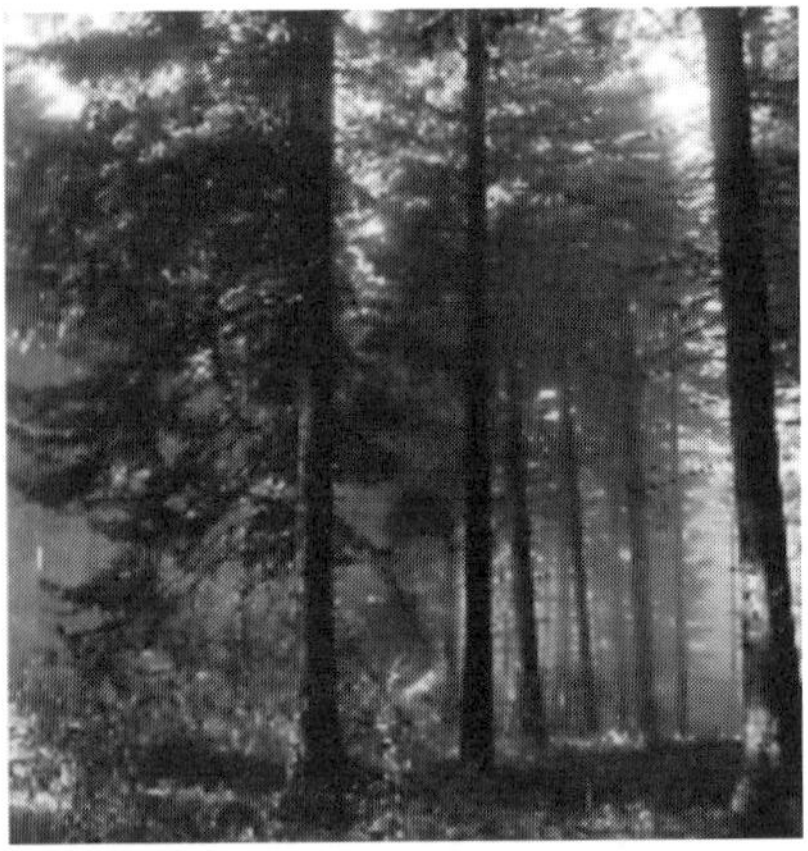

１９６０年代、ロシアの女性有機化学者ノンナ・Ａ・チュカーフキナ博士は、民間療法として利用されていたこの木に注目し、薬効成分の研究に取り組みました。その生理活性を調べたところ、樹皮の下の木質部、つまり硬い木の部分に非常に優れた抗酸化力がある成分を発見したのです。

その成分こそ、本書で紹介しているタキシフォリン。ポリフェノール類の植物フラボノイドの一種です。

タキシフォリンは有効成分の約90％を占め、他にタキシフォリンの前駆体であるジヒドロケンフェロールとナリンゲニン等6種類の前駆物質が合せて約10％。博士は高濃度のタキシフォリンの抽出に史上初めて成功しました。

それから二十数年の間にタキシフォリンの薬効の分析が進み、臨床研究が重ねられ、のちにロシア連邦保健省はこの成分を医薬品として承認しました。また健康食品としても承認され、今日、医療現場や一般家庭で広

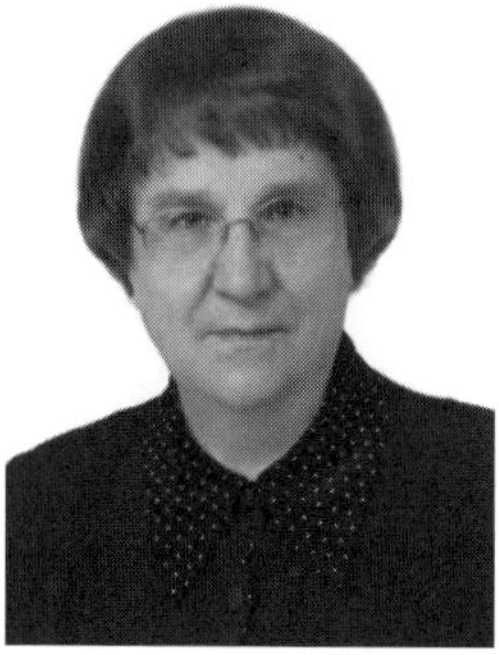

チュカーフキナ博士

く使われています。

植物フラボノイドといえば、フランスのボルドー大学名誉教授のジャック・マスカリエ博士によって一九七九年に発見されたフランス海岸松の樹皮成分ピクノジェノールが有名です。この物質はその抗酸化力によって血管保護、美肌、疲労回復、若返りなどの効果があるとされ、世界的な人気を博しています。

シベリア産カラマツエキスの研究はこのピクノジェノールよりも30年も早く、発見

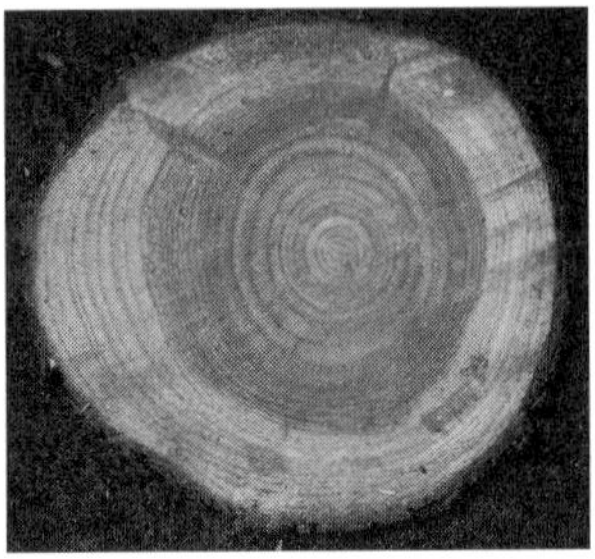
抽出されるシベリア産カラマツ

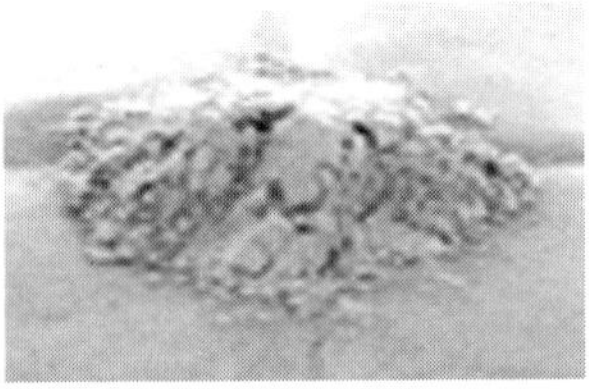
シベリア産カラマツエキス
タキシフォリン88%以上含有

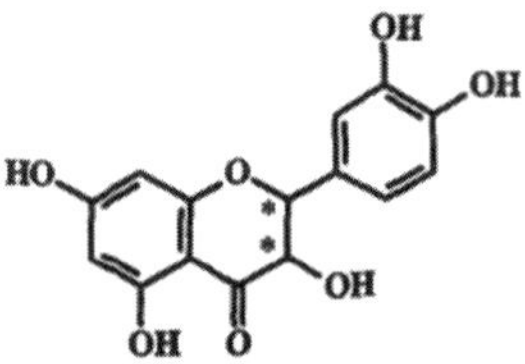

タキシフォリンの化学式

者のチュカーフキナ博士指導の下、モスクワ医学アカデミー、トムスク科学センター薬理学研究所など多くの研究機関で基礎研究、臨床研究が続けられていきました。

研究環境が欧米や日本とは異なるため、この物質は長く世界的な認知を得ることはなかったようですが、科学的なエビデンス（証拠）は既に整っています。

特にその抗酸化作用は、これまで登場したファイトケミカルの中ではトップクラスであり、今後、糖尿病や動脈硬化などの血管疾患、及び多くの生活習慣病の予防や改善に高い有効性が期待されています。

毛細血管を傷害する活性酸素を軽視してはいけない

タキシフォリンを発見、分離、研究を重ねたノンナ・チュカーフキナ博士の成果も、当時としては先見性がありましたが、ロシア（旧ソ連）には、さらにその100年以上前から、血管、特に毛細血管の老化と植物フラボノイドの可能性を追求する研究者がいました。医学博士のA・S・ザルマノフ氏がその人で、氏も、シベリア産カラマツを含む針葉樹の精油の研究に取り組み、「毛細血管の健康が身体を若返らせる」という説を提言しました。その学説は、ローマ、パリ、ベルリンの医療関係者に高く評価され、その後の医療にも取り入れられたとされています。

ザルマノフ医師は、この研究が一九一八年当時の最高指導者レーニンに認められ、ロシア保養地総管理局長に任命されています。

次のような氏の見解が残されています。

「西洋医学のように明確な診断をし、その病気の治療法を見つけるのではなく、病名にとらわれずに、病んだ臓器の乱れた機能を回復させることが重要だ」というものです。

さらに次のような言葉も残しています。

「私たちの機能障害の原因は多くの場合、毛細血管にある」、「臓器と組織の深層部への血液供給は、血液の60％を循環させる毛細血管によるものであり、その毛細血管を傷害する活性酸素を軽視してはいけない」。

これは当時としては画期的な発言ですが、血管と活性酸素の関係をズバリと言い当

郵便はがき

料金受取人払郵便

本所局承認

5183

差出有効期間
2023年
10月31日まで

切手不要

130-8790

510

東京都墨田区亀沢
1-4-17 東洋ビル
㈱脳内美人 行

ご連絡票

□資料送付希望（タキシフォリン含有健康補助食品）

ふりがな 氏名	男・女	年齢　　歳

〒　　－

住所

電話番号　　－　　－

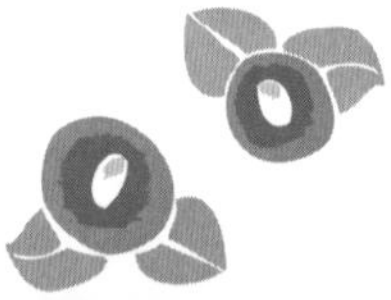

てた名言でもあります。こうした先見性が受け継がれ、今日のタキシフォリンにつながっていくのでしょう。

酸化力は有「益」な時と有「害」な時がある

今日、活性酸素の存在は広く知られるようになりました。

その発生の源は酸素です。われわれ人間が生きていくために絶対必要な酸素が、活性酸素の発生源ということになります。酸素は、全ての細胞内の発電所といわれるミトコンドリアが、エネルギーを作るために利用しているものですから、排除するのはまず不可能ということになります。

活性酸素自体が非常に不安定な性質があり、手当たり次第に他の物質と結びついてしまうため、時として様々な傷害を起こしてしまいます。しかしこの性質は、我々が体内で利用しているものでもあります。

本来活性酸素は、その高い酸化力によって体内で殺菌作用を発揮しウイルスやがん細胞を殺したり、血管を収縮させたり、寿命が来てプログラム上死滅する細胞を破壊したりと重要な役割を持っています。この酸化力がよいタイミングで働けば有益であり、不用なところで働けば有害になります。要は活性酸素の量と発生場所なのです。

困ったことに我々現代人の生活環境は、活性酸素にあふれています。大気汚染、化学合成食品添加物、紫外線、タバコ、アルコール、ストレスなど、体内以外で発生する活性酸素が満ちあふれた環境になっているわけです。こうした環境からもたらされる活性酸素が、やはり現代人の健康をむしばんでいるのです。

結果として活性酸素は、あらゆる病気や不調に密接に関わっています。特に体の組織の老化、劣化においては、直接手を下す張本人と言ってもいいでしょう。

例えば皮膚の表面では日焼け、シワ、シミを作り、目では白内障や網膜症、頭部では薄毛、体内では本書で取り上げている動脈硬化など血管系の全ての病気、糖尿病やがんなどの全ての生活習慣病、アレルギーや膠原病などの自己免疫疾患においても、必ず活性酸素の傷害が挙げられます。

例えば細胞膜の脂質を酸化して過酸化脂質にしたり、遺伝子を傷つけてがん化したり、糖化と同様にタンパク質を酸化したりします。こうした害を「酸化ストレス」といい、前述のような様々な病気や老化現象の直接的な原因になっているのです。

活性酸素の処理でβ細胞が疲弊する

糖尿病という病気も、活性酸素の影響を強く受けています。その発症から進行、合併症の広がりまで、活性酸素がまんべんなく関わっている酸化ストレスに原因があると言っても過言ではありません。

特に問題なのは活性酸素と膵臓の関係です。

糖尿病と膵臓というとすぐ「β細胞でインスリン」という話になってしまいますが、それ以前に膵臓は、膵液を分泌し、我々が食べたあらゆる食物の消化を助ける重要な臓器です。この膵臓にはランゲルハンス島（膵島）と呼ばれる細胞の塊が散在していて、そこにあるβ細胞がインスリンを作って分泌しています。

インスリンは血糖値を下げるホルモンですが、同じランゲルハンス島にはα細胞という細胞もあり、ここでは逆に血糖値を上げるグルカゴンというホルモンを作っています。血糖値を上げるホルモンはグルカゴンだけではなく、副腎から出るアドレナリン、コルチゾール、甲状腺から出る甲状腺ホルモン、脳から出る成長ホルモンと全部で5つもあります。血糖値を上げるホルモンは5つもあるのに、下げるホルモンはインスリン1つしかありません。

前章で食後高血糖についてご説明しました。我々が食事をすると、その栄養成分であるタンパク質、脂質、そして糖が入ってきますが、これらを消化するために膵臓が膵液をせっせと分泌します。膵液の中にはタンパク質、脂質、炭水化物を分解する酵素が含まれています。栄養物がたくさんあるとその分膵液もたくさん出さなければならないので、膵臓に負担をかけます。

さて、生きていくためには体内の様々な代謝が行われますが、それにはエネルギーが必要です。その原料として糖も使われますが、体を動かす時など大量のエネルギーが必要になると、アドレナリンなどのホルモンが分泌され、血糖値を上げて応答します。血液の糖を各臓器の細胞に送り込む働きをするのがインスリンです。細胞はそれによって仕事をするわけです。そして結果的に血糖値が下がるのです。

このように臓器が活動する時には、エネルギー生産のために酸素が必要です。活動量が増えると酸素消費量が増え、これに比例して活性酸素が発生することになります。この活性酸素の処理を一生行うことになるため、加齢によってβ細胞が疲弊して糖尿病になると考えられるのです。

体に備わった抗酸化力は40代から急減する

膵臓とβ細胞だけでなく、人間の体は、活動に伴って酸素を消費するたびに活性酸素が発生しており、酸化ストレスに苛まれています。そして人間には、こうした活性酸素の害を防ぎ、身を守る抗酸化作用が備わっています。

代表的なのがスーパーオキシドジスムターゼ（SOD）、カタラーゼ、グルチオタンペルオキシダーゼなどの抗酸化酵素です。

これらの酵素はタンパク質やミネラルで作られ、全身の細胞内や細胞外の体液中に存在しています。そして次々に発生する活性酸素を処理することで酸化ストレスを解消し、無害化してくれます。

活性酸素には色々な種類がありますが、それぞれが単独で存在するのではなく、刻々と姿を変えながら他の活性酸素に変身します。その都度及ぼす害も変わってくるため、抗酸化物質の種類もたくさん必要ですし、働きも様々に変わらなければなりません。

ところがこの抗酸化酵素は、加齢と共に次第に減っていきます。既に20代から少しずつ減少し始め、40代頃から急激に少なくなっていきます。抗酸化酵素が減少すると、体内で活性酸素を抑え込むことができなくなり、悪影響が増えていくのです。

老化には活性酸素が関わっているといいますが、まさに抗酸化酵素の減少によって老化が進むと言っていいでしょう。老化とは様々な機能の衰えであり、病気はその反映です。

抗酸化酵素の減少を補う食べ物

しかしSOD等の体内の抗酸化酵素だけが、酸化ストレスに対抗しているわけではありません。我々がふだん食べている食品の中にも様々な抗酸化物質が含まれており、活性酸素の害を消してくれています。

代表的なものがビタミン類です。例えばビタミンC、ビタミンEなどは抗酸化ビタミンと呼ばれ、主に野菜から摂取できます。ほうれんそうやカボチャなど緑黄色野菜に含まれるβカロテンやトマトで有名なリコピンなどのカロテノイドも、重要な抗酸化物質です。

ミネラル（微量金属）も有用です。いわしに含まれるセレン、干しエビやレバーに多い銅、生姜や海草、豆類のマンガン、カキやしじみに多い亜鉛は抗酸化ミネラルとして位置づけられています。抗酸化ミネラルは、直接活性酸素を除去するのではなく、抗酸化酵素であるSODなどの補酵素として、あるいはタンパク質合成酵素を構成する成分として働きます。

さらにお茶のカテキン、タンニン、ブドウのアントシアニン、赤ワインのレスベラトロール、蕎麦のルチン、大豆のイソフラボンなどは抗酸化剤として近年高く評価されています。

こうした食品から摂取できる抗酸化物質は、体内の抗酸化酵素が減少する中高年以降は特に意識して摂取したいものだと言えるでしょう。

本書で紹介しているシベリア産カラマツ由来のタキシフォリンは、ポリフェノール類である植物フラボノイドの一種です。樹木から抽出されたファイトケミカルは他にも色々ありますが、タキシフォリンの抗酸化力は強力で、現在最も高い評価を受けているフランス海岸松から採取されたピクノジェノールやイチョウ葉エキス以上とされています。おそらく、これまで発見され研究されてきたファイトケミカルの中でもトップクラスです。

本章のはじめに紹介したように、極寒の地に暮らす人々は自然環境も食料事情も、温暖な地域とは比べものにならないほど厳しいものです。厳しい生活環境が及ぼす酸化ストレスに打ち勝って生きていくには、強い抗酸化物質の力が必要です。

タキシフォリンはシベリアの人々にとって、病気や環境に打ち勝って生きていくための重要な自然の生薬だったのでしょう。

樹木は強力な抗酸化物質を作り出している

タキシフォリンは、樹齢数百年といわれるカラマツから抽出されたフラボノイドの一種です。このような植物由来の抗酸化物質をファイトケミカルといい、今世界的に注目され、研究されている物質です。

野菜の栄養素を考えればわかるように、植物にはビタミンなどの抗酸化物質が豊富です。なぜなのでしょう。

植物は動物と違って移動することができません。厳しい暑さ、寒さに耐え、紫外線を浴び続けて生きています。いわば活性酸素の害にさらされながら生きているわけです。そのために、独自の抗酸化成分を作り出したのではないかと考えられています。

特に樹木は、気候の変化や水分・栄養不足などに耐え何十年、あるいはそれ以上をかけて大きく成長します。その間、紫外線を帯び続けるため、強力な抗酸化物質を作り出します。

そうしたものは、これまでもサプリメントや医薬品になってきました。

少し例を挙げると、本書でタキシフォリンの原料であるカラマツと対比するために挙げたフランス海岸松のピクノジュノールはつとに有名です。あるいはヨーロッパのセイヨウイチイからは、強力な抗がん剤タキソールになるパクリタキセルが採取されます。第3章でも紹介した糖尿病薬SGLT2阻害薬はリンゴの木からとれるフロリジンが原料ですし、鎮痛剤のアスピリンは柳の木から、マラリアの特効薬キニーネはアンデス山脈のキナの木から採取されました。

またイチョウ葉エキスは、樹木本体ではありませんが、ヨーロッパでは医薬品にもなっている有名なファイトケミカルです。成分はギンコライドといい、面白いことにフラボノイドとテルペン類の両方の働きを持っています。

タキシフォリンも本国ロシアでは既に医薬品として、血管強化薬、血流改善薬として臨床現場で使われていますし、配合を変えたものは抗酸化作用の高いサプリメントとして高い人気を獲得しています。

タキシフォリンは最強のファイトケミカル

ファイトケミカルは、主に植物に含まれる化学物質で、主に色素、香り、苦み、渋み、辛味、アクといったものの成分です。必須栄養素とは考えられず、現代科学、医学の見地からは、長い間何のために含まれているのか不明でした。しかし世界を見渡せば、そうした物質は多くの地域で民間薬として使われています。その経緯もあって、次第に注目されるようになってきました。

特に1990年代、アメリカ国立がん研究所によって、がん予防に有効な物質としてファイトケミカルの特定が行われました。これが有名なデザイナーズフーズ計画です。当時2000万ドルの予算が組まれ、数十種類の物質がリストアップされました。その結果、ファイトケミカルは数千種類から1万種があるといわれるほど発見され、研究されていますが、まだまだ研究途上で分類方法も様々です。

有名なものではタキシフォリンも含まれるフラボノイド類を含むポリフェノール、人参やトマトの色素のカロテノイド系、にんにくやネギの辛味成分などのイオウ化合物系、樹木などの香り成分を含むテルペン類、きのこのグルカン類などがあります。

その効能も様々ですが、共通しているのが抗酸化物質であること。特に活性酸素の有害性、酸化ストレスを消滅させる作用です。

これらの中には、前述のように既に抗がん剤などの医薬品として重用されている物質もあり、今後さらに研究が進むと考えられます。

タキシフォリンも、本書ではサプリメントとしての検証ですが、今後どのような研究がなされるか楽しみな物質でもあります。原産地が苛酷な環境であるほど、抗酸化力は強力であると考えられ、未知の可能性を秘めています。

しかし既に糖尿病や血管疾患に関する研究データはたくさんあり、いわゆるエビデンス（科学的証拠）は充分です。

酸化と糖化は影響し合って悪化のスパイラルを起こす

活性酸素による我々の体に及ぼす酸化ストレスの問題は研究が進み、それを解消する抗酸化物質の活用についても広く知られるようになりました。

それでは第1章、第2章で紹介した糖化、つまり糖質がタンパク質を変質させてしまう問題と酸化は、どう関係するのでしょうか。

インターネットで調べると「酸化と糖化、どちらが悪いか」といった文面のサイトが見受けられます。しかし酸化と糖化を比較することは意味がありません。「酸化は物質がさびること。糖化は物質が焦げること」といった説明もよく見受けられますが、これもいくら読んでも意味不明です。酸化も糖化も発生に順番はなく、どちらも問題ですし、影響しあって同時に進行するからです。

ただ直接的な害という点では「酸化」の方が問題だと言えそうです。例えば遺伝子を壊したり、炎症を起こしたり、細胞や組織を直接傷つけるのは活性酸素、つまり酸化の方です。一方、タンパク質を変質させて組織を劣化させ、機能不全を起こし治り

糖化と酸化

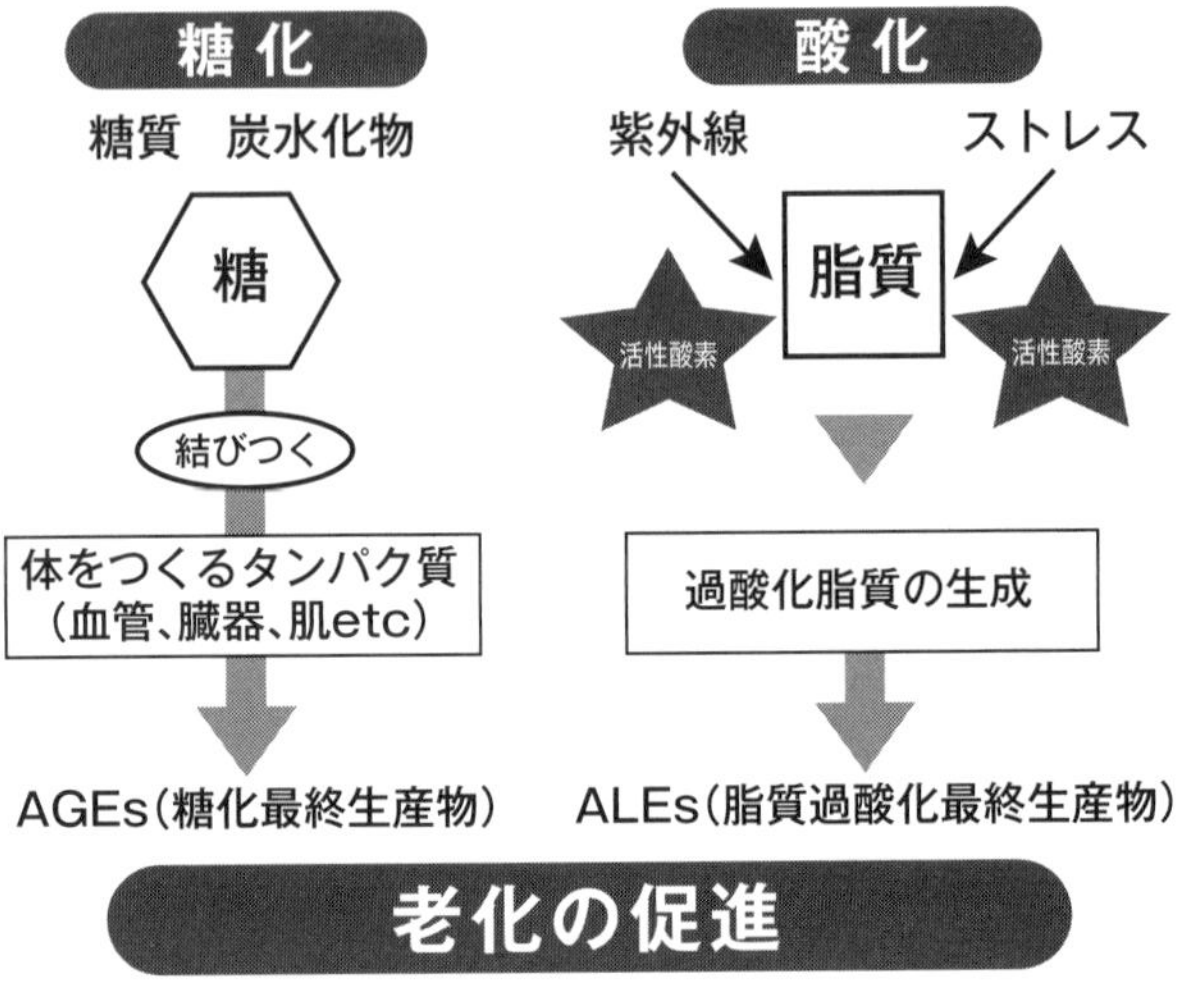

にくするのが糖化です。最近では、老化によって皮膚に起こるシワも皮膚のタンパク質の糖化によることがわかってきて、人間の体の老化現象には糖化がきわめて重要な悪さをしていることが明らかになってきました。私たちの体にとって酸化に劣らず重要な問題であると言えるでしょう。

例えば糖尿病でいえば、血液成分や血管（のタンパク質）が高血糖によって変質し、硬くなって本来の機能が衰えてしまう、なかなか元に戻らない、というのが糖化です。糖化した細胞ではいわゆるＡＧＥｓが生成し、これ自体が接している細胞の劣化、そして老化を促進し、次々と蝕んでゆく不気味な行動をとることがわかってきました。

これまで酸化と考えられていた現象には、糖化も同時に進んでいると考えられる可能性が、強くなりつつあるのです。

しかし逆に、血管内に自然発生した活性酸素が血管を傷つけ、血管壁がデコボコした状態だと血糖が血管壁に付着しやすくなり、糖化が進みやすいと言えます。つまりどちらが先に起こっても、もう一方が発生しやすくなり、組織や細胞の劣化、老化は進んでしまうわけです。糖化と酸化はコンビで悪化のスパイラルを生んでいるというのが実態です。

糖化や酸化を防ぐにはどうしたらよいか

糖化や酸化を防ぐにはどうしたらよいのでしょう。

まず考えられるのは、GI値の低い食品を摂ることが大切で、ファイトケミカル等の抗酸化物質の豊富な食品を食べ、体内の抗酸化力を上げることが大切です。

それでは糖化、酸化してしまった体内物質に対してはどうでしょう。除去することができるでしょうか。

まず糖化してしまったタンパク質ですが、現在のところ急いで除去できる薬や物質はありません。糖化タンパク質のことをＡＧＥｓと言いますが、非常に種類が多く、これを除去する効果として認められる物質はまだないようです。非常に時間がかかりますが、自然に代謝されるのを待つだけです。

しかし酸化してしまった細胞や組織は、やはり抗酸化物質を投入することが有効です。抗酸化物質は進行する酸化にブレーキをかけられるので、炎症や傷害をストップさせることができ、その後の修復や回復を早めることができるからです。ビタミン類やファイトケミカルは、細胞の再生を促す有用な物質ばかりです。ということは抗酸化物質は、糖化した物質が自然に消滅するのを促す力もあるということになります。

タキシフォリンは、非常に強力な抗酸化物質であり、糖化も防ぐ力があります。糖化や酸化の危険から血管を守り、再生を助ける強力な作用が期待できます。糖尿病の血管においても、合併症の予防や改善に関しても有効だと言えるでしょう。

タキシフォリンの抗酸化力実験

タキシフォリンがタンパク質の酸化を防ぐ実験があるのでご紹介します。

タキシフォリン溶液と蒸留水をそれぞれ牛肉の表面に塗布し、37℃の恒温槽に保管し、時間ごとの肉の色の状態を観察しました。

蒸留水を塗布した方は、時間の経過と共に肉の色が鮮やかな赤色から赤褐色へと変化していきました。これは食肉中に含まれる赤色の色素タンパク質であるミオグロビンが、空気中の酸素によって酸化され、褐色のメトミオグロビンに変化したためと考えられます。

一方タキシフォリンを塗布した方は、時間が経過しても鮮やかな赤色を保っていました。このことはタキシフォリンが肉の酸化を抑制することを示唆しています。

食肉の酸化抑制実験

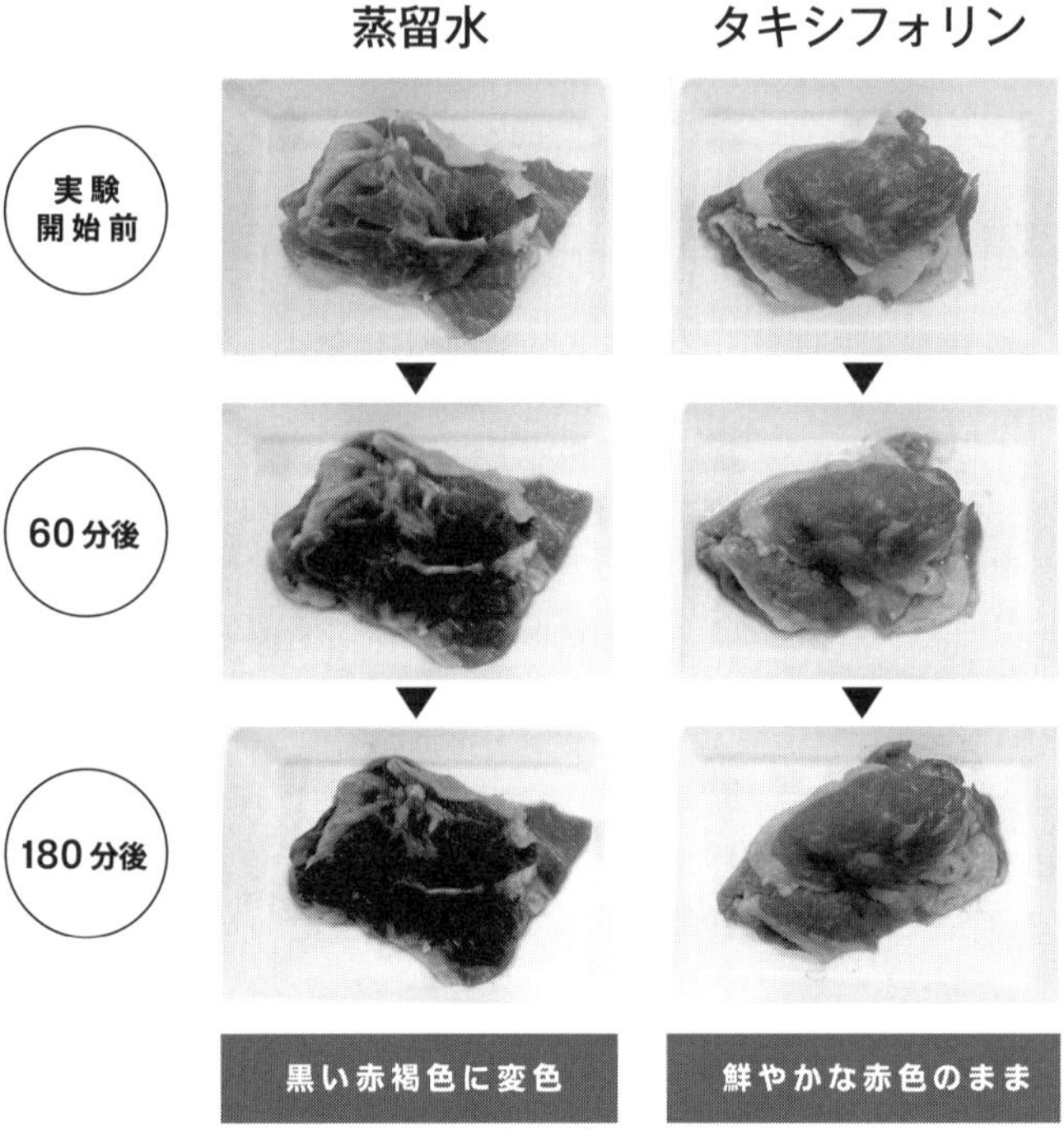

ビタミン類を上回る抗酸化力

タキシフォリンと他の抗酸化物質とを比較したグラフです。ＯＲＡＣ（Oxygen radical absorbance capacity）とは活性酸素消去能を数値化したもので、抗酸化力の指数の１つです。グラフを見るとタキシフォリンは、抗酸化ビタミンとして知られるビタミンＣやビタミンＥよりはるかに高い抗酸化力を持っていることがわかります。

非常に高いORAC

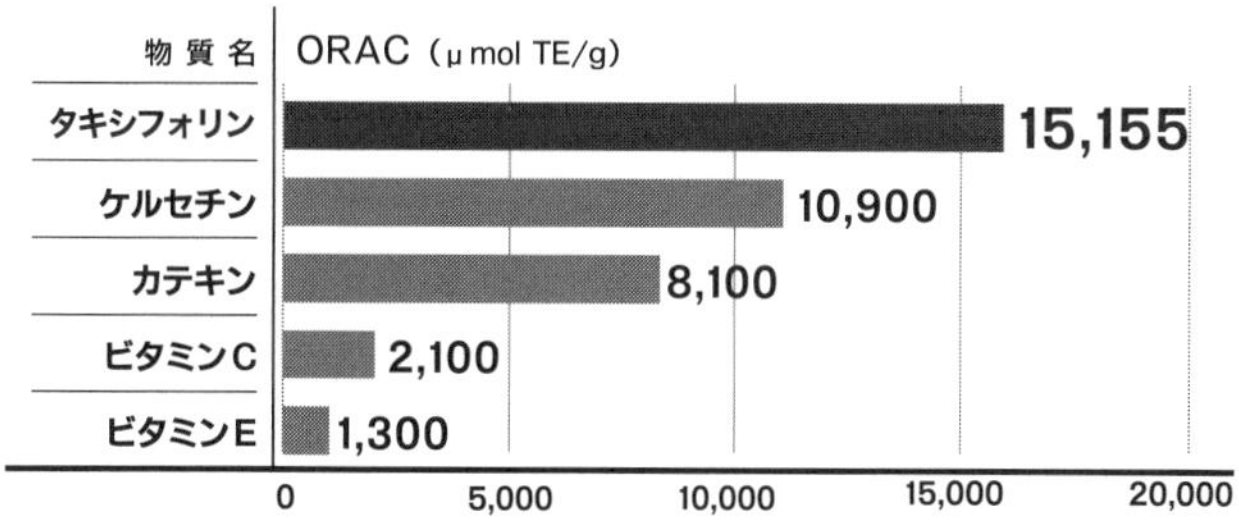

タキシフォリンの抗糖化実験

【実験概要】

蒸留水にアミノ酸（グリシン）を溶かし、グルコースを添加後に１００℃で加熱することで糖化反応を進行させました。糖化反応によって生成される糖化物質は褐色なので、糖化反応の進行度合いに応じて変色が進行していきます。タキシフォリン添加の有無による褐色変性の進行状況を比較し、更に４７０㎜の吸光度分析による褐変度を測定しました。

添加なし　　　添加

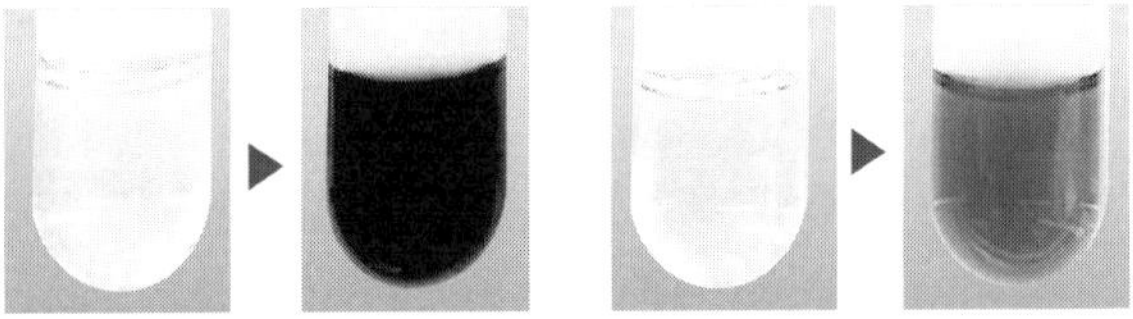

糖化反応の進行とともに
濃い褐色になった
褐変度▶1.6

糖化反応が抑制されたため
薄い褐色
褐変度▶0.6

【結論】

タキシフォリン添加なしの場合は反応開始180分後には濃い褐色となりました（褐変度1・6）。一方、タキシフォリンがアミノ酸の糖化反応を抑制することで、生成される褐色の糖化物質の量が減少を示しています（褐変度0・6）。この実験から、タキシフォリンがアミノ酸の糖化反応を抑制することが確認できました。

肌の糖化抑制実験

【実験概要】

セルフタンニング化粧品の成分として使用される肌色着色料（ジヒドロキシアセトン）は、肌のタンパク質に糖化反応を起こすことで褐色のメラノイジンを生成させて肌を褐色にする成分です。本実験では、肌色着色剤を塗布する前の肌の下地にタキシフォリン処理をした場合としない場合での肌の着色度合いを比較しました。

【結論】

肌の下地にタキシフォリン処理をしていない部分の肌は、クッキリしたとした褐色になっています。一方、タキシフォリン処理をした部分の肌は、わずかに褐変した程度でした。この結果はタキシフォリンが肌色着色剤による糖化反応を抑制したことにより、メラノイジンの生成が抑制されたためと考えられます。タキシフォリンは肌への塗布においても抗糖化力を発揮することが確認されました。

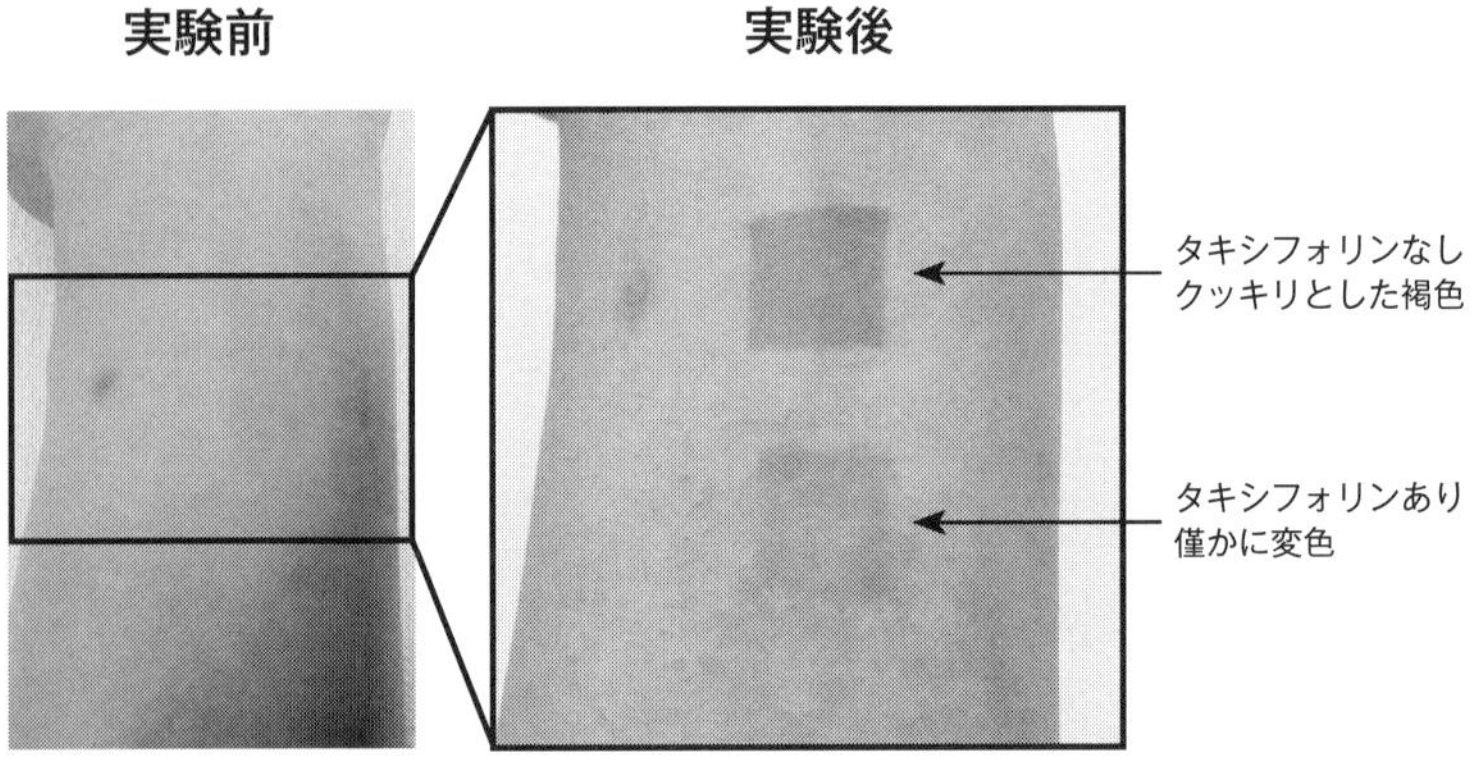

郵便はがき

料金受取人払郵便

神田局
承認
1599

差出有効期間
2023年
7月20日まで

101-8791

532

千代田区岩本町3-2-1
共同ビル802 青月社内

株式会社 総合科学出版

愛読者カード係

ご購読ありがとうございました。本書の内容についてご質問などございましたら、小社編集部までご連絡ください。

総合科学出版編集部　読者サービス係
電話:03(6821)3013

ふりがな お名前	年齢　　　歳 性別（ 男・女 ）

〒□□□-□□□□　☎（　　）

ご住所

【増補版】血管と血流をきれいにするだけで糖尿病はグン!とよくなる

愛読者カード

小社出版物の資料として役立たせていただきますので、ぜひご意見をお聞かせください。

●ご購入先

1.書店(　　　　　　　市 町 村 区　書店)　2.小社より直送
3.その他(　　　　　　　　　　　　　　　　)

●ほぼ毎号読んでいる雑誌をお教えください。いくつでも。

●ほぼ毎日読んでいる新聞をお教えください。いくつでも。

1.朝日　2.読売　3.毎日　4.日経　5.産経
6.その他(新聞名　　　　　　　　　　　　　)

●本書に対するご質問・ご感想

●今後、当社から各種情報をご案内してもよろしいですか。

1.可　　2.不可

*ご協力ありがとうございました。なお、ご記入いただきました個人情報につきましては、当社の出版物等のマーケティングにのみ使用し、第三者への譲渡・販売などは一切行いません。

タキシフォリンとビタミンCで抗酸化力がパワーアップする

抗酸化酵素、あるいは食品やサプリメントで摂取できる抗酸化物質は、それぞれが単独で活性酸素を除去しているのではありません。例えば抗酸化ミネラルが補酵素としてＳＯＤを助けるように、他の物質と結びついて多彩な抗酸化力を発揮していると考えられています。

タキシフォリンは、それ自体が強い抗酸化作用があり、血管を保護する作用のほかに、血液中の脂肪の酸化を防いで血流をよくしますが、ビタミンＣと一緒に摂ることによって、その力は増強することがわかっています。

ビタミンＣもビタミンの中では抗酸化力が強く、例えば悪玉といわれるＬＤＬコレステロールの排泄を促す作用もあります。コレステロールはそもそもが体の働きにとって重要な物質で、その一部は胆汁酸塩に変換されて、脂肪の分解に使われます。使用された後は速やかに排泄されなければなりません。このときにビタミンＣが分解酵素を活性化するのです。

コレステロールは酸化すると血管の内壁にこびりついて動脈硬化の原因になります。この時ビタミンCの抗酸化作用とコレステロールの排泄の両方の働きによって動脈硬化を防ぐわけです。

タキシフォリンは、それ自体に強力な抗酸化作用があるので、コレステロールの酸化を防ぎますが、同時にビタミンCが酸化され、消耗されるのを防ぐ節約効果があります。

タキシフォリンとビタミンCの組み合わせは、それぞれが単独で働くよりも、血管を丈夫にし、血流を正常化し、炎症を改善する働きがあります。

イチョウ葉エキスとの組み合わせで毛細血管、末梢血管を広げる力がアップ

タキシフォリンとの組み合わせでビタミンC以外で有効な物質にイチョウ葉エキスがあります。

イチョウ葉エキスのフラボノイドも強力な抗酸化作用があり、血管を拡張して血流を促進する働きがあります。イチョウの若葉から採ったエキスにはアルツハイマー病や脳血管性認知症などに対する有効性が認められ、ドイツでは1965年に医薬品として認可されました。現在でも欧米諸国で医薬品となっています。

イチョウ葉エキスには含まれるフラボノイドは30種類以上と言われます。中でも毛細血管や末梢血管を広げる作用が強いのはギンコライドです。ギンコライドはイチョウ特有の成分で、記憶力を司る脳の海馬に作用します。

これと同じ作用がタキシフォリンにもあり、さらに脳血管の血流を増やし、酸素供給量を高める微小循環作用（毛細血管の血流、循環をよくする作用）が特に強いことが認められています。

イチョウ葉エキスとタキシフォリンの組み合わせは、それぞれの血流をよくする作用が相乗効果を生み、より強力に毛細血管を広げ、酸素や栄養素を体の隅々に運び、逆に二酸化炭素や老廃物がすみやかに回収されることを意味しています。

タキシフォリンの生理活性作用のまとめ

糖尿病における血糖降下作用と血中脂質の低下作用

糖尿病患者の高血糖による血中ヘモグロビンの糖化を改善し、ヘモグロビンＡ１ｃ値を下げます。血液中の中性脂肪やコレステロールの酸化を防ぎます。

血管を保護して動脈硬化を予防・改善する

血管内壁の酸化を防ぎ、動脈硬化を予防・改善します。血液成分の脂質やコレステロールの酸化を防ぎ、こうした脂質が血管にこびりつかないようにします。その結果、血管は守られ、血栓や出血も予防されます。

毛細血管の劣化を防いで血流を保ち、酸素や栄養成分を全身の組織に届ける

毛細血管や血液成分の酸化を防ぎ、血流をスムーズにします。毛細血管内腔の狭窄を防いで、酸素や栄養成分が体の隅々まで届くようにします。また全身の細胞や組織

から二酸化炭素や老廃物をスムーズに回収できるようにします。

糖尿病の合併症（網膜症・腎症・神経障害）を予防・改善する

全身の毛細血管の酸化を防いで内腔が狭くなるのを防ぎ、血管狭窄、出血を防ぎ、すみずみまで血流を保ちます。血管を正常に保つことで網膜症や腎症、神経障害を予防・改善します。

血液と血管の糖化・酸化を防いで高血圧を予防・改善する

高血糖による血液成分や血管の糖化・酸化を防ぎ、血管を丈夫でしなやかに保ちます。血流の勢いから血管を守り、高血圧を予防・改善します。

お肌のシワ、シミを防いで若々しい肌を保つ

毛細血管の血流改善と皮膚表面の糖化・酸化を防ぎ、シワ、シミを防ぎます。皮膚のターンオーバーを促進して若々しい肌を保ちます。

第5章 タキシフォリンの科学的検証

古くから極寒の地シベリアで暮らす人々の健康を支えていたタキシフォリンは、ロシアの研究者たちの手によって科学的な検証を繰り返されてきました。その結果わかったことは、タキシフォリンはこれまで発見され、活用されてきた自然由来の生理活性物質の中で特筆すべき抗酸化力を持っているということです。

抗酸化力とは、ほとんど全ての病気に深く関わる活性酸素が及ぼす酸化ストレスを解消する力のことです。近年脚光を浴びるファイトケミカルは全て、抗酸化力によって生理活性作用を発揮しています。

これまでそうしたものの多くが医薬品化されていますが、タキシフォリンも本国ロシアでは既に心臓血管系疾患の治療薬として普及しています。

本書で紹介するタキシフォリンはサプリメントですが、やはりその高い抗酸化力で体内で起こっている酸化ストレスを解消すると考えられています。特に血管で起きる動脈硬化に有効で、糖尿病によって起こる様々な血管障害を予防・改善することが確かめられています。

ほかにも心臓血管系疾患や脳血管系疾患など、糖尿病以外の動脈硬化による症状にも有効で、第6章にご紹介する症例のように、高血圧やリウマチなどにも力を発揮するようです。

本章では研究者によるタキシフォリンの糖尿病や動脈硬化、高血圧の患者を対象とした臨床試験をご紹介します。いずれもこの物質の高い生理活性を裏付けるものになっています。

糖尿病患者を対象とした臨床試験

▼試験対象者

・2型糖尿病患者70人
・年齢 63・79才（±4・2才）
・検査対象の患者は全て血糖降下療法による十分な補正（ヘモグロビンA1c7・5％未満）を経て本試験に参加しました。

▼結果

2型糖尿病患者に対してタキシフォリン、またはタナカン（イチョウ葉）による治療を行った際のヘモグロビンA1c（%）の変動（M±ð）は下の表のようになりました。

この試験から、タキシフォリン、タナカン（イチョウ葉）の両方にヘモグロビンA1c改善効果が確認されました。その効果はタキシフォリンの方が顕著でした（タキシフォリンは8・2%の改善率、タナカン3・8%の改善率）。

2型糖尿病患者に対してタキシフォリンまたはタナカンによる治療を行った際のヘモグロビンA1c（%）の変動（M±ð）

ヘモグロビンA1c	治療前	1.5ヶ月前の治療後	3ヶ月前の治療後
タキシフォリン 120mg／日	**7.16±0.84**	**7.0±0.87**	**6.57±0.83＊**
タナカン（イチョウ葉）120mg／日	7.06±0.94	6.9±0.90	6.79±0.85#
対照群	7.2±0.96	7.15±0.92	7.1±0.89#

＊（P＜0.05）初期値と比べて有意差あり
#初期値と比べて有意差なし

また、2型糖尿病患者に対してタキシフォリン、またはタナカン（イチョウ葉）による治療を行った際の血中コレステロール、中性脂肪、HDL、LDL値の変動（M±ð）は下の表のようになりました。

タキシフォリン、タナカン（イチョウ葉）の両方に血中脂質項目の改善作用が確認されました。総コレステロールとLDLの改善に関してはタキシフォリンの方が顕著でした。中性脂肪とHDLの改善に関しては両フラボノイドとも同等の効果でした。

2型糖尿病患者に対してタキシフォリン、またはタナカンによる治療を行った際の血中コレステロール、中性脂肪、HDL、LDL値の変動（M±ð）

指　標		2型糖尿病共通患者群 補正　n=20	
		治療前	治療後
コレステロール(mmol/l)	**タキシフォリン**	**5.44±0.48**	**4.86±0.50****
	タナカン(イチョウ葉)	5.59±0.51	5.06±0.37**
中性脂肪(mmol/l)	**タキシフォリン**	**1.22±0.23**	**0.98±0.22****
	タナカン(イチョウ葉)	1.41±0.16	1.12±0.15**
HDL(mmol/l)	**タキシフォリン**	**1.21±0.19**	**1.41±0.19****
	タナカン(イチョウ葉)	1.24±0.16	1.44±0.22**
LDL(mmol/l)	**タキシフォリン**	**3.68±0.53**	**3.01±0.55****
	タナカン(イチョウ葉)	3.71±0.61	3.12±0.48**

＊＊（P<0.01）初期値と比べて有意差あり

▼糖尿病に対する作用メカニズム

血小板凝集能の変化を見る

血小板凝集能とは血小板が集まる、つまり血液の固まりやすさを意味しています。血液が固まりやすければ血栓ができやすく、動脈硬化が進行しやすいと言えます。

この検査ではＭＤＡ（マロンジアルデヒド）レベルの低下から、酸化ストレスの改善を推測します。ＭＤＡとは酸化の際に生じる物質で、この数値が低下すれば酸化が抑えられ動脈硬化の進行が抑えられたと考えられます。

２型糖尿病患者の血小板凝集能の変動（M±ð）

凝集誘導薬	治療	2型糖尿病共通患者群　n=20	
		治療前	治療後
ADP (5μM)	**タキシフォリン**	**64.5±10.08**	**54.15±8.26****
	タナカン	62.35±6.22	56.1±7.2**
ADP (1μM)	**タキシフォリン**	**28.6±10.5**	**18.75±6.14****
	タナカン	33.2±17.5	22.3±9.54**
トロンビン (0.5unit/ml)	**タキシフォリン**	**87.95±3.67**	**83.75±3.5****
	タナカン	86.55±3.23	82.1±5.16**
コラーゲン (4μg/ml)	**タキシフォリン**	**70±9.9**	**58.9±7.9****
	タナカン	67.75±7.14	61.95±8.1*

＊（P＜0.05）初期値と比べて有意差あり
＊＊（P＜0.01）初期値と比べて有意差あり

炭水化物代謝を十分に補正されている２型糖尿病患者の
血小板ＭＤＡレベルの変動（M±ð）

2型糖尿病患者		血小板MDA濃度（nM/10^9）	
n＝20		基底値	トロンビン誘導値
治療前	タキシフォリン	6.13±1.73	10.34±2.94
	タナカン	6.24±1.6	10.1±2.86
12週間の治療後	タキシフォリン	5.12±1.23*	7.79±2.03**
	タナカン	5.1±1.11*	6.83±1.68**

＊（P＜0.05）初期値と比べて有意差あり
＊＊（P＜0.01）初期値と比べて有意差あり

脳の動脈硬化患者を対象とした臨床試験

▼試験対象者

・アテローム性動脈硬化患者　31人（基本群21人、比較群10人）

・年齢　60・4才（±4・8才）

・全ての患者に脳血管障害の診断が下されていました。

▼試験結果

思考力、注意力、短時間記憶、反復調整の改善効果が見られました。

基本群、及び比較群のアテローム性脳動脈硬化症を背景とした脳血管障害患者の神経心理学的テスト結果の推移

期間	群	【思考力・注意力】シュルテテストの時間（秒）	【思考力・注意力】数列計算テストの時間（秒）	【短時間記憶】10個の数字を記憶する試験	【反復調整】30秒間各手のコブシを握る回数
1日目（治療前）	タキシフォリン群	**88.4±7.8**	**80.1±13.3**	**4.6±0.4**	**27.7±2.7**
	比較群	86.8±9.3	79.5±11.9	4.8±0.6	26.8±3.1
21日目（治療後）	タキシフォリン群	**82.6±7.5**	**61.5±8.2＊**	**5.8±0.4＊**	**31.5±3.0＊**
	比較群	85.6±8.4	78.7±10.6	5.0±0.5	27.9±2.9

＊治療前の値と比べ　P<0.05

▼動脈硬化に対する作用メカニズム
赤血球の凝集時間の延長と変形能向上による血流改善効果

アテローム性脳動脈硬化症を背景とした脳血管障害患者の
ヘモレオジー（血液の流動性）的状態指標の変化

指標	対照群	基本群		比較群	
		治療前	21日目	1日目	21日目
血漿粘度 (mPa-s)	1.5±1	1.6±1	1.5±1	1.6±1	1.5±1
ヘマトクリット(%)	42±1	42±1	42±1	42±2	40±2
血漿フィブリノゲン(g/l)	2.11±0.3	2.39±0.11	2.34±0.08	2.47±0.17	2.48±0.15
赤血球半凝集時間(秒)	10.1±0.5	5.6±0.5*	8.6±0.5*	6.8±1.5*	7.1±1.3*

＊対照群と比較して　P<0.05

アテローム性の脳動脈硬化症を背景とした脳血管障害患者の
赤血球変形能の変化

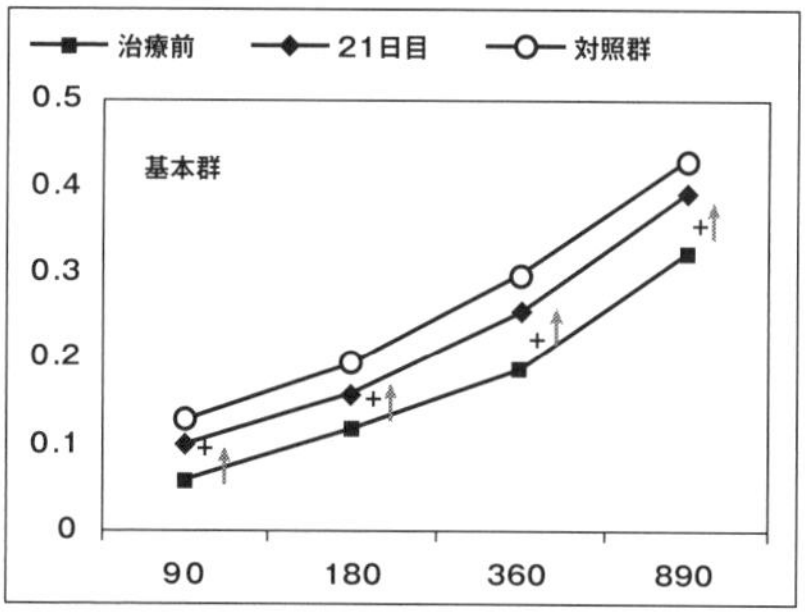

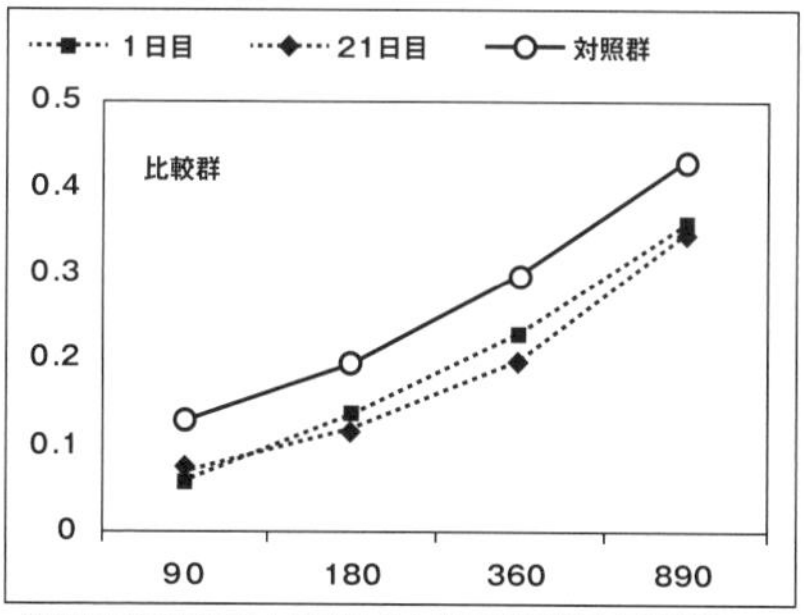

（横軸はずり速度、秒$^{-1}$、縦軸は赤血球変形能指標、相対単位）
＋元の値と比較してP<0.05。黒印、対照群と比較してP<0.05

高血圧症患者を対象とした臨床試験

▼試験対象者

・動脈硬化患者48人（基本群38人、比較群10人）

・年齢　60才（±5才）

・高血圧治療（ＡＣＥ抑制剤、カリウムチャンネル遮断剤、β－アデノ遮断剤、利尿薬）に関しては、試験期間中変更なし。

▼試験結果

タキシフォリン群には、収縮期血圧、拡張期血圧、一回拍出係数に対して改善効果が表れました。また全末梢抵抗に関しては21％という顕著な改善効果が見られました。

動脈性高血圧症を背景とした脳血管障害患者のＳＡＰ、ＤＡＰ，ＨＲ、ＳＩ、ＴＰＲの推移

指標	群	期間 1日目（治療前）	期間 21日目
SAP（収縮期血圧）mmHG	**タキシフォリン群**	**153±5**	**132±4＊**
	比較群	150±10	148±9
DAP（収縮期血圧）mmHG	**タキシフォリン群**	**103±4**	**90±3＊**
	比較群	99±7	95±6
HR（心拍数）拍／分	**タキシフォリン群**	**78±5**	**74±5**
	比較群	76±7	73±7
SI（一回拍出係数）l/min-m²	**タキシフォリン群**	**2.6±0.1**	**3.4±0.1＊**
	比較群	2.7±0.1	2.6±0.1
TPR（全抹消抵抗）dyne-cm^{-3}-s	**タキシフォリン群**	**1910±27**	**1507±28＊**
	比較群	1989±22	2013±14

＊治療前の値と比べＰ<0.05

▼高血圧症に対する作用メカニズム
赤血球の凝集時間の延長と変形能向上による血流改善効果

動脈性高血圧症を背景とした脳血管障害患者の
ヘモレオジー(血液の流動性)的状態指標の変化

指標	対照群	基本群		比較群	
		治療前	21日目	1日目	21日目
血漿粘度(mPa-s)	1.5±1	1.5±1	1.5±1	1.5±1	1.5±1
ヘマトクリット(%)	42±1	44±1*	42±1	43±2	40±2
血漿フィブリノゲン(g/l)	2.11±0.3	2.52±0.11	2.36±0.08	2.58±0.05	2.58±0.03
赤血球半凝集時間(秒)	10.1±0.5	7.5±0.5*	9.5±0.7*	6.1±0.9*	7.1±0.9*

＊対照群と比較してP<0.05

動脈性高血圧症を背景とした脳血管障害患者の
赤血球変形能の変化

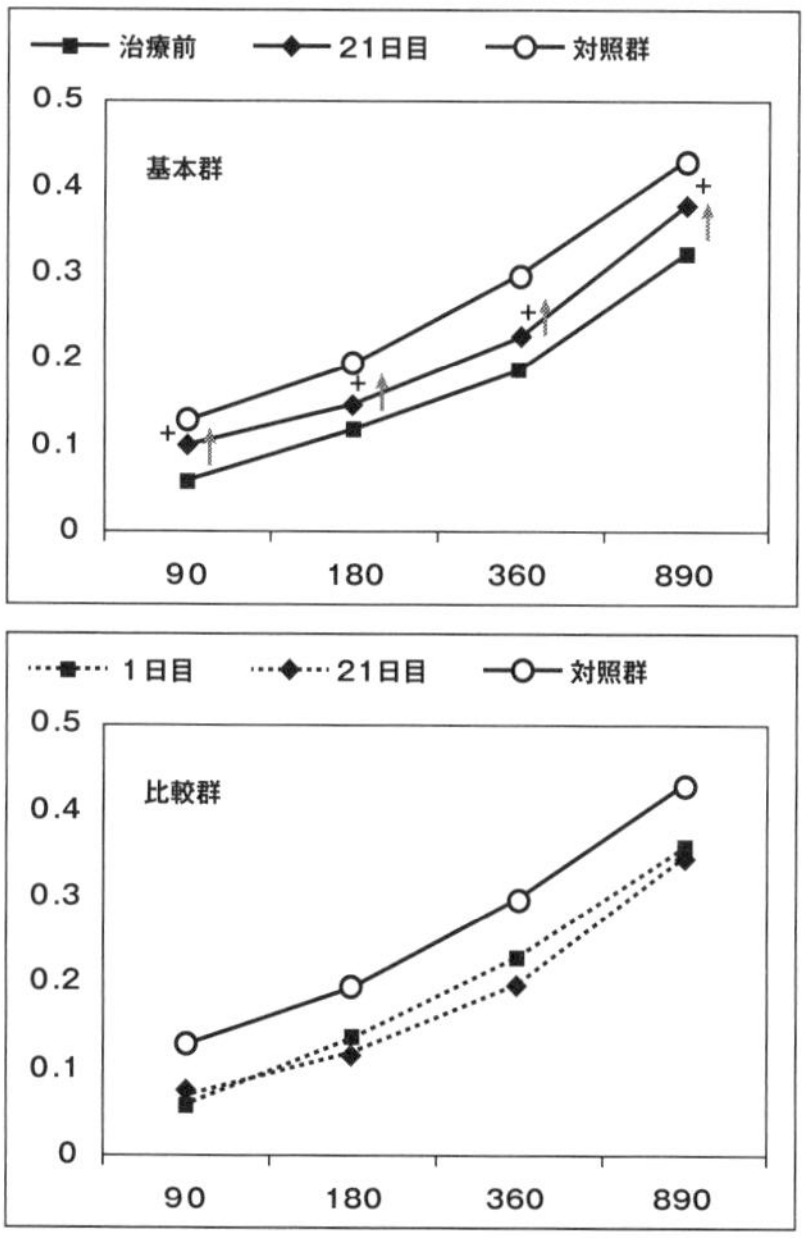

(横軸はずり速度、秒-1、縦軸は赤血球変形能指標、相対単位)
＋元の値と比較してP<0.05。黒印、対照群と比較してP<0.05

虚血性心疾患患者を対象とした臨床試験

▼試験対象者

・虚血性心疾患（狭心症）患者56名（男性45名、女性11名）
・年齢　61・2才（±1・6才）
・これまで患者が使用していた硝酸薬、β遮断薬、アンジオテンシン変換酵素阻害薬の処方量は変えずに、タキシフォリンの併用効果を検証。

▼試験内容

治療クールは40日間。タキシフォリン摂取量を次のように変化させた。
1日160㎎で6日間、120㎎で10日間、60㎎で24日間。

▼試験結果

従来の薬物療法ではなかなか改善が見られない虚血性心疾患（狭心症）の患者におい

て、タキシフォリンの併用によって狭心症の発作回数が減少。それに伴い硝酸薬の使用回数の減少も確認された。これまでの治療薬の使用量は変更していないことから、タキシフォリンによって治療効果が上がったと考えられる。

① 狭心症発作回数に与える影響

狭心症患者に与える影響

	虚血性心疾患（狭心症）n=56		
	初期	3週間後	40日後
①狭心症発作回数（回／週）	16.4±1.5	6.9±0.9	3.8±0.8
②硝酸薬服用量（錠／週）	13.8±1.7	7.6±1.8	3.1±0.8

狭心症患者に与える影響
「発作回数」

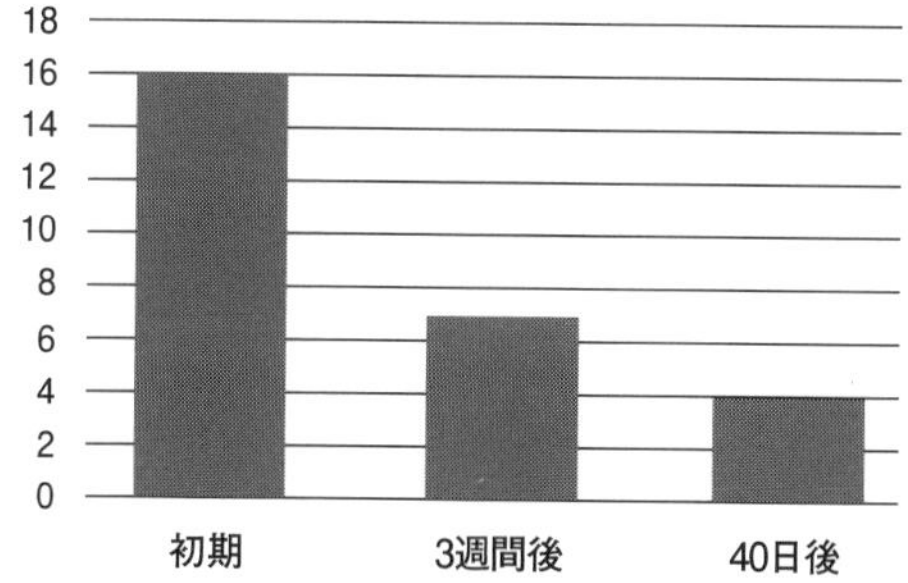

狭心症患者に与える影響
「硝酸薬服用量」（錠／週）

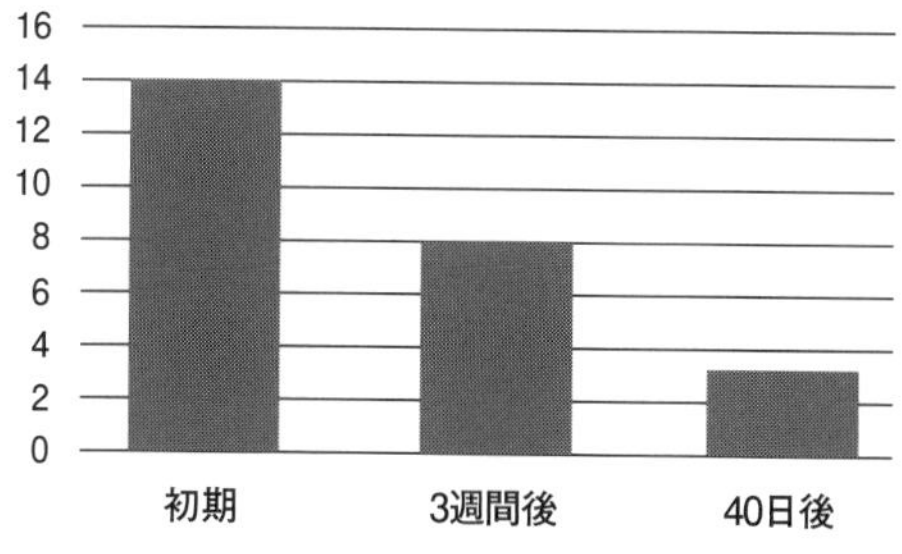

【結果と考察】

通常の処方薬にタキシフォリンを併用することで狭心症発作が減少しました。それに伴い硝酸薬の使用回数の減少も確認されました。これまでの治療で使用していた薬剤（β遮断薬、アンジオテンシン変換酵素阻害薬）の処方量は変更していないため、タキシフォリンの併用によって、狭心症における治療効果の向上があったと考えられます。

②脂質代謝機能に与える影響

タキシフォリン治療における
血液脂質指数の変動

指標	虚血性心疾患患者（n=56）	
	治療前	治療後
①総コレステロール	6.98±0.15	5.19±0.19
②LDL	102.5±0.45	79.7±0.31
③中性脂肪	1.95±0.19	1.76±0.16

総コレステロールの低下作用（mmol/l）

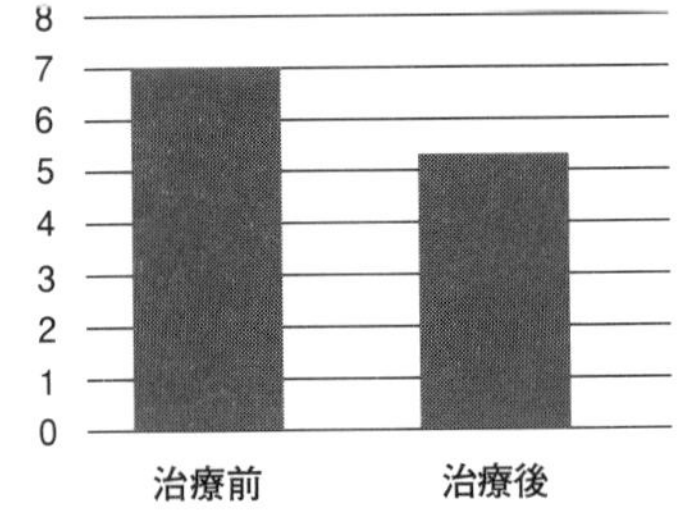

LDLの低下作用（単位）

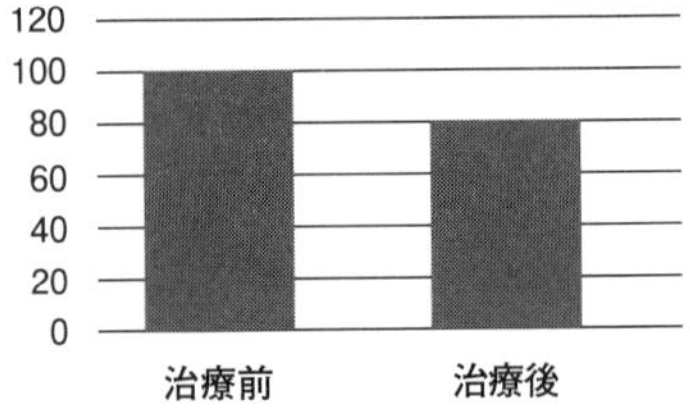

中性脂肪の低下作用（mmol/l）

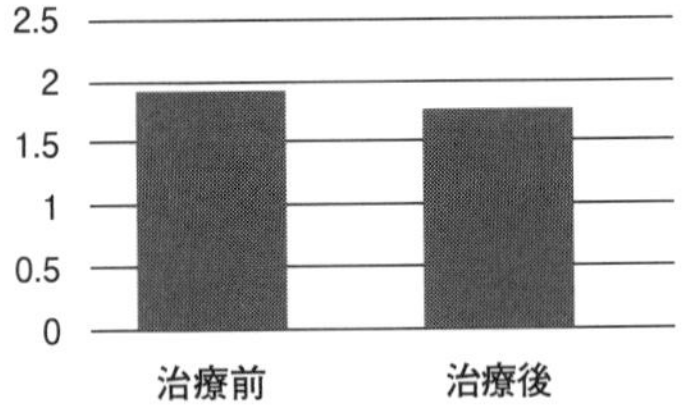

【結果と考察】

治療クールの終了後、虚血性心疾患患者の脂質代謝機能の評価を実施しました。総コレステロール、ＬＤＬ、中性脂肪の全てにおいて改善が確認されました。

前述の狭心症発作、及び硝酸薬使用の回数減少は、脂質代謝の改善からアテローム性動脈硬化が改善されたものと考えられます。

次にタキシフォリンを摂取した臨床試験参加者の個別の症例をご紹介します。

臨床例①

【患者】

2型糖尿病のロシア人女性　54才

【自覚症状】

頭痛／全身衰弱／疲れやすい／不眠（腓腹筋（ふくらはぎ）の痛みとけいれんのため）手の指先のしびれ／足の激しい疼痛発作／歩行時のふらつき／めまい

【病歴及び症状】

・13年前に2型糖尿病と診断
・程度Iの脳血管障害

・マニニール（グリベンクラミド）10㎎　1日2回
・眼底に糖尿病性の血管障害、網膜症あり
・血圧130／80㎜Hg程度

【タキシフォリン治療期間】

3週間

【治療結果】

・1週間で頭痛と腓腹筋（ふくらはぎ）のけいれんの大幅な改善
・上記改善による睡眠改善
・各手のこぶしの握りテスト、回数増加（25回から30回）
・記憶力及び注意力機能の改善

臨床例②

【患者】

虚血性心臓病のロシア人男性　48才

【自覚症状】

頭痛／めまい／頭内雑音／日常的事柄に対する記憶力低下／集中力の低下／急速な疲れやすさ

【病歴及び症状】

・7年前に心筋梗塞を起こし、虚血性心臓病と診断
・ニトロソルビド10mg　1日4回
・アスピリン125mg　1日4回

・血圧130／80㎜Hg
・心電図で、全中隔部の波形変化有り
・眼底には網膜の高血圧性血管内層障害
・アテローム性動脈硬化あり

【タキシフォリン治療期間】

3週間

【治療効果】

・頭痛の強度の低減
・めまいの起こる頻度の減少
・頭内雑音の低減
・シュルテテスト実行時間の改善（50秒から48秒）
・数列計算実行時間の改善（41秒から37秒）

・全血粘度の低下
・赤血球凝集時間の延長（半凝集時間6・5秒から9・0秒）
・副作用なし

臨床例③

【患者】
動脈性高血圧のロシア人女性　68才

【自覚症状】
重い気分及び頭内雑音／頭痛／脱力感、疲れやすさ、不眠症
歩行時のふらつき／めまい

【病歴及び病状】

・動脈性高血圧症
・血液循環不全
・疾病期間14年間
・アテノロール　1日2回25mg
・エナラプリル　1日2回2・5mg
・血圧140／95mmHg

【タキシフォリン治療期間】

3週間

【治療効果】

・頭内雑音の減少

・食欲改善
・血圧低下130／90㎜Hg
・シュルテテスト実行時間の改善（66秒から58秒）
・数列計算実行時間の改善（70秒から63秒）
・10個の数字を覚える試験（5から7個）
・全血粘度の減少
・赤血球変形能指数の大幅な改善

認知症に対する作用と可能性

世界初！ 原因物質アミロイドβを抑制して、認知症の発症や進行を防ぐ

タキシフォリンは、近年、いくつもの医学上の可能性が見いだされています。中でも注目されているのが認知症に対する作用です。現在複数の研究機関で、タキシフォリンが認知症の発症を抑える働き、そして進行を抑制する働きについての研究が進められています。

国立循環器病研究センター、京都医療センター、健康科学大学などが共同で行っている研究では、マウスを使った動物実験において、タキシフォリン投与により、アルツハイマー病の一因とされる老廃物「アミロイドβ」の脳神経への蓄積が抑制されることがわかりました。これによって認知症の発症を未然に防ぐ可能性が期待されています。またこの実験では、認知症を既に発症しているマウスにおいても、認知機能が正常に近い状態まで回復することが観察されています。

タキシフォリンは、脳の中で、神経や血管を傷つけるアミロイドβの産生や蓄積を

抑えることが、世界で初めて明らかになりました。

この研究論文は、米国科学アカデミー発行の総合学術誌 Proceedings of the National Academy of Sciences of the United States of America 誌のオンライン版に掲載されました。(日本時間 2019 年4月30日)

行き詰まる治療法。進まない新薬開発

我が国において、認知症は既に大きな問題になりつつあります。厚生労働省によると、2012年の日本の認知症患者は約462万人。高齢者(65才以上)の約15%。7人にひとりが認知症と推計されています(2015年発表)。2025年年には、患者数は700万人に達するとみられており、高齢者の約5人に1人を占めることになります。

このことは日本ばかりでなく、高齢化の進む先進国に共通の問題です。世界の認知症患者は5000万人、2050年には1億5000万人を超えるとする予測もあり

ます（2020年9月23日付日本経済新聞　朝刊より）。にもかかわらず治療法は手探りで、特に新薬の開発は近年中止が相次いでいます。

既に治療薬は複数あるものの、現在のところ病気の進行を遅くするのが精いっぱいです。進行を止める薬、改善につなげる薬、根治を目指せる薬はまだありません。

現在、治療薬のターゲットになっているのが、脳に蓄積するタンパク質のアミロイドβです。加齢などをきっかけに、この毒性の強いタンパク質・アミロイドβが脳の神経や血管に蓄積してゆき、神経や血管の細胞を傷つけ、やがて壊死し脱落していきます。

神経細胞を傷つけることで発症するのがアルツハイマー病、血管を傷つけて脳内出血をもたらしたりするのが脳アミロイド血管症ですが、この2つは互いに深く関わりながら認知症を進行させていくことがわかっています。

アミロイドβの産生が抑制され、細胞死も減少

前述の国立循環器病研究センター、京都医療センター、健康科学大学などが共同で行っている研究を少し詳しく紹介してみます。

研究チームは、これまで、認知症モデルマウスとして脳アミロイド血管症モデルマウスを用い、タキシフォリンを与えたマウスでは、脳の血流量が改善すること、アミロイドβの脳の外部への排出が促進され、認知機能低下が抑えられることを証明、発表してきました。

そして今回、同じ認知症モデルマウスを用いて、タキシフォリンの作用をさらに詳しく検証したところ、タキシフォリンを与えたマウスの脳の中では、アミロイドβの産生そのものが抑制されることが、世界で初めて見出されました。さらに同マウスでは、神経や血管を傷つける炎症性物質の産生や活性酸素レベルも抑えられることが分かりました。

こうした働きによって、タキシフォリンを与えたマウスの脳の中では、細胞死も少

なくなっていることが示唆されました。

以上の結果から、タキシフォリンは多様な作用を発揮することで、神経や血管を傷つける様々な物質から脳を保護し、認知機能低下を防ぐことが考えられます。

今後、マウスや細胞を用いた基礎研究だけでなく、ヒトを対象とした臨床研究が進めば、タキシフォリンの認知症の予防・治療に対する効果がさらに高まる可能性が出てきます。

こうした研究は、前述の米国アカデミーの総合学術誌オンライン版だけでなく、日本の新聞（「読売新聞」「健康産業新聞」「日経新聞」「朝日新聞」「京都新聞」）でも報道されています。

新型コロナウイルス感染症に対する有用性

10年以上かかる創薬を1年で達成めざす

世界中で猛威をふるっている新型コロナウイルス感染症。２０２０年11月16日の段階で感染者は５４００万人を超え、死者は１３０万人以上に上ります。先進国の中では感染拡大をかなり抑え込んでいる我が国においても、同日で感染者は11万人を超え、死者は１８００人以上。拡大と縮小の波を繰り返し、完全に治まる気配は今のところないと言っていいでしょう。

ワクチンや特効薬の開発は、世界各国が推進しています。しかしいずれも、それがいつ完成するのかはわかりません。イギリスやアメリカで、有効とされ進んでいたワクチンが、臨床試験中に何度か中止や頓挫に追い込まれています。

通常は１つの薬を開発するのに10年以上の時間を要し、数百億円規模の費用がかかるとされています。特に新しい医薬品の場合、有効性や安全性を確かめる臨床試験は、時に被験者を危険にさらすことから、時間も費用も莫大になります。

そういった創薬の世界で、新型ウイルスのワクチンや特効薬の開発は1年足らずで結果を出そうとしているのですから、混乱は免れません。

想定外の世界的パンデミックは終息の気配なし

未知の病気に効く薬を作る場合、まず薬の素材となる候補を、膨大な物質の中から選び出さなくてはなりません。また対象となる病気のメカニズムが解明されていることも不可欠です。感染症であれば、どのような病原体であるか、その正体や弱点がわかっていなければならないでしょう。

新型コロナウイルスの場合、中国の武漢で初めてこの世に姿を現したのが2019年の12月です。それから間もなくウイルスが特定されました。まずタイプがコロナウイルスであること。画鋲のような突起がコロナ(王冠)のように突き出ていることから、コロナウイルスと呼ばれています。

その種類は、いわゆる風邪の原因となるありふれた4種類と、動物から感染する重症肺炎をひきおこすＳＡＲＳとＭＥＲＳの2種類の計6種類。新型コロナウイルスは、そのうちＳＡＲＳウイルスの変異したものとされています。

そして半年もたたないうちに、新型コロナウイルス感染症は世界中に蔓延しました。その感染力は、かつて5億人が感染し、数千万人が命をおとしたスペイン風邪（インフルエンザの一種）をほうふつとさせるものです。

現代は、スペイン風邪が流行った20世紀初頭とは違います。医学、科学が進歩した今日、専門家や研究者でも、よもやスペイン風邪のようなパンデミックは起きないと考えていました。ところが誰一人想定していなかった感染爆発＝パンデミックは、あっというまに世界中で発生し、未だに終息の気配はありません。

新型コロナウイルス感染症のような未知の病気を克服するには、一体どんな物質が役に立つのでしょうか。一体どんな素材による薬がこのウイルスを駆逐しうるのでしょうか。世界中の医学者、薬学者達が知恵をしぼっています。

そんな中、突然、有力候補としてその名前が挙がったのがタキシフォリンです。その新型コロナウイルスに対する有用性が、世界各地の研究機関から報告されています。

6億8700万種類の中のたったひとつ

スイスのバーゼル大学では、2020年3月、新型コロナウイルス感染症の創薬手法として、膨大な化合物のデータが収められたライブラリーを用いました。そうして新型コロナウイルスに効果のある12種類の化合物が選び出されました。その中で、天然の物質としては唯一タキシフォリンだけが、コロナウイルスの増殖を阻害する構造を持っていると発表されたのです。

なぜタキシフォリンが選び出されたのでしょう。それは次のような経緯があります。まず急性呼吸器感染症に関わるウイルスの性質です。インフルエンザウイルス、コロナウイルスなどはその多くが、生物の肺にあるプロテアーゼ（タンパク質分解酵素）を利用して増殖します。そこでウイルスの増殖を抑えるには、肺のプロテアーゼの働きを阻害すればいい、と考えます。

新型コロナウイルスが増殖に使うのはメインプロテアーゼというタイプなので、その働きを阻害する物質を探せばいいわけですが、この世の中にあるどんな物質がそれに当たるのか、候補を考えるだけで膨大な時間と手間がかかります。ここで登場するのが、前述の科学と情報技術が融合した化合物ライブラリーです。

このライブラリーに収められた化合物は、約6億8700万に上ります。バーゼル大学のアンドレ・フィッシャー博士らの研究グループは、バーチャルスクリーニングという方法によって、理論的にコロナウイルスの増殖を阻害する可能性のある物質を探し出しました。スクリーニングを行ったのはコンピューターです。

すぐ入手可能で薬剤の代替物として有望

話を元に戻すと、こうして選び出された化合物がわずか12種類。6億8700万の中の12種類です。その中で、天然自然の物としては唯一、タキシフォリンだけがコロナウイルスの増殖を阻害する構造を持っていることがわかりました。

また12種類の化合物の中で、タキシフォリンが最もメインプロテアーゼの働きを阻害することが発表されています。

ただタキシフォリンが有用だとわかったからといって、すぐさま薬ができるわけではありません。またこの研究発表でも、薬の開発が始まるかどうかについては言及されていません。実際の研究開発については、今後の発表を待たなければならないでしょう。

この研究論文では、結びとしてタキシフォリンについて興味深いことが述べられています。タキシフォリンは既にコクサッキーウイルスなど他のウイルスに対する効果が報告されていること、天然の物質としてシベリアのカラマツから抽出可能であること、そして既にサプリメントとして販売されているので容易に入手可能であることなどです。

研究論文は、タキシフォリンは、新型コロナウイルス感染症の薬剤の代替として非常に有望であると結ばれています（2020・9・16）。

呼吸器の細胞の受容体に結合するウイルス

2020年5月、インドのブバネシュワル大学の研究グループが、天然自然の素材が持つ新型コロナウイルスの感染に対する阻害効果に関する研究を発表しました。

研究者達が着目したのは、ウイルスが人間の細胞に侵入する時に結合する保護タンパク質ＡＣＥ２受容体という組織です。

ＡＣＥ２受容体は人間の細胞の表面に存在しますが、常にあるわけではなく、主に喉や鼻の内部、肺などの呼吸器が炎症を起こした時などに現れ、細胞表面を守るバリアのような働きをするタンパク質です。新型コロナウイルスは、人間の細胞に侵入する時、このＡＣＥ２受容体に結合して細胞内に入り込み、増殖します。

新型コロナウイルスに感染しやすい人、重症化する人は、ＡＣＥ２受容体が細胞の表面に現れやすい可能性があります。呼吸器疾患のある人、健康な人でも喫煙習慣のある人が、そうでない人よりリスクが大きいのは、ＡＣＥ２が多く発生していることが理由として考えられます。持病を持つ人が重症化しやすいというのは、呼吸器の炎症とＡＣＥ２が関係しているためとみられています。

研究者達は、新型コロナウイルスがＡＣＥ２受容体に結合するのを阻害する物質を、天然自然の物質の中から探しました。

その方法が、前述のバーゼル大学と同じバーチャルスクリーニングです。コンピューターによって、理論的に結合を阻止する物質を選び出します。その結果みつかったのが、タキシフォリンを含む101の天然自然の物質でした。特にタキシフォリンはその分子構造が独特で、様々な健康問題に対して高い機能性があると発表されています。

血管を強くし血流を改善する働きが有効性のもと。天然自然の物質が選ばれたわけ

ブバネシュワル大学の研究グループは、新型コロナウイルスの治療薬の素材として、天然自然のものに限定しました。それは、その素材の多くが害が少なく、副作用がないものが多いこと。様々な病気に広く対応する可能性があることが理由としています。特に今日、新型コロナウイルス感染症の治療薬開発は、通常の創薬とは比較にならないほど急がれています。

その中で新薬は、効果が高いことと同時に、実は安全性が高いことが重要です。開発にかける時間があまりない今、安全性が後回しになりかねません。そうした事情から、伝統医療にもとづいたもの、自然の生薬の方が安全性が確かだと言えるでしょう。

新型コロナウイルスのワクチン開発も喫緊の課題であり、世界の製薬会社がしのぎを削っています。ところが既に述べたように、これまで何度も臨床試験中に有害事象が起こっています。「想定外の副作用のため、試験をいったん停止」といったニュースを何度も見ました。

インドの研究者達がタキシフォリンのような天然自然の素材を選んだのは、きわめて理にかなった判断だといえるでしょう。

さてタキシフォリンは、血管を強くし、血流を改善する働きがわかっています。この働きは、全身の血管を冒し血栓症を起こす新型コロナウイルスの血流障害に対し、きわめて有用であることは間違いありません。さらに安全性と言う点で、他の医薬品候補の中でも特別に優れていると考えられます。

以上、ここで紹介したスイス・バーゼル大学とインド・ブバネシュワル大学のタキシフォリン研究は、健康産業新聞（２０２０年9月16日）、食品化学新聞（２０２０年9月10日）で掲載されています。

第6章

糖尿病の改善症例（タキシフォリン症例集）

症例1

低血糖の恐怖とひどい倦怠感から解放され、前向きに生活できるようになった

東京都　田辺隆一さん　古美術商　50才

田辺さんが糖尿病と診断されて約10年。一時は合併症や低血糖でつらい日々を送っていました。それが大転換したのは約1年前です。

タキシフォリン含有サプリメントを飲み始めてまもなく、いつも通り病院で血液検査を受け、結果を聞きに行きました。いつも主治医の態度は同じです。データを見ると少し首をふり、困ったように田辺さんの顔をみます。

「う〜〜ん。え〜とですね〜。」

それを見ると、ああ、今回もあまり結果がよくないんだ、とわかったそうです。

ところがその日は違いました。

「え〜っ！」

主治医は急にデータ用紙を自分の目元に引き寄せると、素っ頓狂な声をあげたのです。

「み、見せてください！」

その様子に驚いた田辺さんも、思わず身を乗り出しました。

「ヘモグロビンＡ１ｃが７・３％に下がってますよ！」

治療を始めて数か月、血糖降下剤など山のような治療薬を飲み、食事療法もやっていたものの、ヘモグロビンＡ１ｃは常に10％前後を行ったり来たり、血糖値も２００mg以上でした、それがタキシフォリンを飲み始めて２か月足らずでヘモグロビンＡ１ｃは２％下がり、血糖値も１００mgちょっとに下がったのです。

「よく頑張りましたね。この調子で自己管理をしっかりやってください。」

主治医は感心しきりだったそうです。その後は体調も万全で、毎日充実した毎日を送る田辺さんですが、それ以前は壮絶な合併症や薬の副作用との闘いがあったそうです。

「自覚症状なし」からいきなり「足切断」の危機

田辺さんが糖尿病であることがわかったのは2005年頃。たまたま受けた健康診断で血糖値が300mgを超え（基準値71〜100mg）、糖尿病と診断されました。けれども仕事が忙しく、健康にあまり関心のなかった田辺さんは、あまり気に留めませんでした。自覚症状も全くなかったそうです。個人で事業をしている田辺さんは人と会う機会が多く、つきあいでお酒を飲んだり外食したりするのは日常茶飯事です。食事療法など考えたこともなかったそうです。

それから5年ほどして、田辺さんの足に異変が起こります。

「最初はちょっとした切り傷だったと思います。痛くも痒くもなかった。それが1週間たっても2週間たっても治らない。次第に化膿し始め、だんだん膿んで大きくなっていったんです。何が起きたのかと思いました。」

病院に行ったところ、

「このままだと壊疽になりますよ。そうなったら足は切断するかもしれません。」

田辺さんはふるえあがりました。

「ネットで調べて、壊疽がどういうものかわかりました。それからは必死で治療に取り組みました。感染を治す抗生剤などで幸い壊疽寸前で治りましたが、まさか切断などという事態が、自分にふりかかってくるとは思っていなかったので大変なショックでした。」

糖尿病の恐ろしさを知った田辺さんは、その後真剣に治療に取り組みます。

「でも血糖値はなかなか下がらなかったですね。当時飲んでた薬の種類は、多すぎて思い出せないくらい。病院の帰りは、両手に薬を入れた大きな袋を持って帰るのが普通でした。その頃は体もだるくてだるくて、朝起きても足が前に出ないくらいぐったりしていました。足もずっとビリビリしびれた状態で、足の裏に何か1枚敷物が入っているみたいに感覚が変でした。あとつらかったのがこむら返りです、夜中になる人が多いみたいですが、私は朝からでした。朝、伸びをすると、膝から下がぴーんとつって、痛くて声も出なくなりましたね。」

田辺さんの足のしびれやこむら返りは糖尿病性神経障害で、合併症としては比較的早い時期から起こります。非常に気持ちの悪いいやなものですが、命に関わらないからと、あまり周囲に理解されないのがつらいところです。

治療を開始したものの、合併症は治まりませんでした。

網膜症も眼科で見つかり、レーザー照射を4回ほど受けています。幸い視力は回復し後遺症もありませんが、この時も失明の恐怖を味わったそうです。

低血糖の恐怖で薬を減量、状態は悪化

「治療を始めて少し安心した時期があって、自分で薬を減らしたり止めたりしていた時期があります。薬の副作用が怖かった。低血糖を何度も起こして。でも勝手に薬を止めたので、食後の血糖値が300〜400mg。もちろん合併症は治りませんでした。」

低血糖は体験しなければわからないものです。その時の様子を、田辺さんは次のように語っています。

「いつも目の前が真っ暗になって、チカチカした光が見えました。周りがグルグル回って立っていられない。どこで起きるかわからないからチョコレートを持ち歩いていま

したが、たまに忘れた時に起きるんですよ。電車のホームでそうなった時があって、生きた心地がしませんでした。」

仕事柄食事の時間が不規則なのが災いしたようです。血糖降下剤などの糖尿病薬は食事を定時に摂ることが重要です。もし食事をせずに薬を飲んだら、血糖値が下がりすぎて低血糖を起こすからです。田辺さんはまさにこのパターンでした。

その後はきちんと薬を飲み、食事など気をつけていた田辺さんですが、血糖値やヘモグロビンA1cはあまり下がりませんでした。体調はよくならず、しびれやこむら返りなどは変わりません。何をするのもつらい日が続きました。

2か月足らずで数値が正常値目前、体調も万全に。朝すっきり夜ぐっすり。全てに前向きになった

そんな田辺さんを見かねたご友人が、タキシフォリンを紹介してくれたそうです。

飲み方は1日2回。朝と夜、各2粒。薬と違って副作用がないので、飲み忘れても心配なく、食事の前後もあまり気にせず飲んでみました。すると2か月足らずで、血糖値

もヘモグロビンA1cもすーっと下がり、基準値は目前。主治医が「すごい！」と仰天する改善を見せたのです。

数値の変化も驚きですが、さらに驚いたのが体調です。あれほどひどかった倦怠感はきれいさっぱりなくなり、朝はすっきり目覚め夜はぐっすり眠れます。恐ろしい低血糖は全く起こらなくなりました。

「不思議なもので、体調がよいと何もかもが前向きになります。仕事にも集中できます。以前は飲んだ後でラーメンでもなんて誘われればOKしていましたが、今は、お茶にしときましょう、と断れます。食事療法にも取り組めるんです。タキシフォリンはすごいですね。」

現在の田辺さんは、主治医の判断で糖尿病薬も減り、絶好調です。

症例2

たった1か月で血糖値が300㎎も下がった。失明の心配も倦怠感も消失

広島県　中里佐代子さん（仮名）自営業　66才

一時体重が25キロも減少。今は腰痛、膝痛もなく、毎朝のウォーキングが楽しみ

「あの時、タキシフォリンに出会わなければ、今頃目も見えなくなり、絶望のどん底で生きていたかもしれません。」

そう語るのは中里佐代子さん（66才）。一時は合併症の網膜症で、失明の危機さえある重い糖尿病でした。今では血糖値などの数値も安定し、毎朝ウォーキングを楽しむまで回復しています。

「ウォーキングは昔からの習慣だったんですが、だんだん腰痛や膝痛がひどくなり、全く楽しめなくなっていました。年のせいかと思っていましたが、朝起き上がるのも

つらかったし、目覚ましに頼っても起きられない。いつも体がだるくて、いったい自分はどうなっているんだろうと不安が募っていきました。」

体調不良は次第にひどくなっていたものの、仕事も忙しく、なかなか病院には行けなかったといいます。そうこうするうち、体重が減り始めました。なんと1年余りで25キロ減。到底健康な状態とは考えられません。ようやく病院で検査をした結果、恐ろしい事実が判明しました。

「血糖値は428mg（正常値110mg未満）、ヘモグロビンA1cは13・7％（正常値4・3〜5・8％）。正真正銘の糖尿病です。担当医はあきれていたのではないかと思います。私も驚きました。まさか糖尿病とは思っていなかったのです。」

体重激減は、糖尿病でもかなりの重症です。

網膜症で失明のおそれ。入院を先延ばしにしてタキシフォリンを開始

検査を受けた病院では、中里さんの病状ではもっと大きな病院での治療が必要だと

判断し、市立病院を紹介したそうです。

糖尿病は重い合併症が起こることがあるため、あらゆる診療科のそろった総合病院が安心です。中里さんも既に糖尿病性網膜症を起こしていたので、放置すると失明のおそれもあります。糖尿病本体の治療と併せて網膜症の治療を進めなければなりません。案の定市立病院では「すぐ入院してください」と言われました。

ところが中里さんは、入院を1か月後に延期してしまいます。

「私には仕事がありますし、家で家族の介護もしていました。すぐに入院なんて不可能です。もちろん失明は怖かったですが、どうしようもなかったんです。担当医の先生からは薬や食事療法、生活全般の指示を受けました。」

中里さんは真剣に治療に取り組みました。薬はきちんと飲み、食事療法も徹底しました。糖尿病食の冊子や栄養所要量の本を熟読し、摂取カロリーをきちんと計算して食事をするようにしました。そうして糖尿病によいものについて勉強し、色々な人に相談してみました。そうした中にタキシフォリン含有サプリメントがあったのです。

「聞いたことのないサプリメントでしたが、教えてくれた方が信頼できる人でしたので試してみる気になりました。糖尿病に効くというものはたくさんありましたが、私は早く効くものがほしかったのです。ロシアでは昔から医薬品として飲まれているそうで、血管や血液によいものは間違いなく糖尿病によいと思いました。」

中里さんはタキシフォリンの話を聞いて、すぐに取り寄せ、その日から飲みはじめました。朝、昼、晩に各2粒、計1日6粒。粒が小さめなので飲みやすかったそうです。

一か月後、血糖値は428㎎→138㎎、ヘモグロビンA1cは13・7％→9・8％。耳鳴りも消え、目覚めもすっきり

タキシフォリンを飲み始めてわずか2週間。中里さんは以前より体が軽く、疲れにくいことに気づきました。あれほど重くだるかった体が、若い頃のように動きます。ウォーキングは膝や腰の痛みが次第になくなり、やはり若い頃のように歩けるようになったのです。

そして問題の1か月後、中里さんは再び病院の門をくぐりました。果たして診察結果は、血糖値428㎎→138㎎、ヘモグロビンA1cは13・7％→9・8％。血糖値は３００mg近く下がっていました。正常値（血糖値１１０mg未満、ヘモグロビンＡ１ｃ４・３〜５・８％）は目前です。

「どうしたんですか。何をしてらっしゃったんですか。」

医師は検査結果と中里さんの顔を代わる代わる見ては、目を丸くしていたそうです。入院の必要なし。あのまま悪化していたらインスリン治療もありえましたが、その心配もなくなりました。

中里さんはその後もタキシフォリンを飲み続け、血糖値などの数値は順調に下がり続けているそうです。

「うれしいことに、網膜症も少しずつ改善し、失明のおそれはないとお医者様に言われました。これには本当にほっとしました。この年で目が見えなくなったら、仕事や介護どころか、どうやって生きていけばいいのかわかりませんから。」

他にも耳鳴りがなくなる、朝の目覚めがよいなど、様々なよい結果がもたらされたそうです。

タキシフォリンはその強力な抗酸化力で血管と血液の酸化を防ぎ、改善するため、目の毛細血管にもよい効果があったと考えられます。また様々な体調不良へプラスの作用をもたらしたのでしょう。

「タキシフォリンのおかげで、糖尿病の恐ろしさから逃れることができそうです。ここで安心せず、これからも健康体を取り戻すべく努力を重ねていくつもりです。これだけ体が楽になれば、努力もつらくありませんから大丈夫です。」

症例3

夫婦そろって血圧も血糖値も大きく下がった。血圧はもう正常範囲。耳鳴りも膝痛も消えて、若く生まれ変わったかのよう

広島県　豊原光昭さん（仮名）80才

薬も飲まず、3か月で血圧が180㎜Hgから140㎜Hgへ

豊原さんは以前、色々な健康問題を抱えておられました。まず高血圧。最大血圧が180㎜Hg、最小血圧が100㎜Hgもあって、そのせいかひどい耳鳴りに悩まされていました。

「ジージー、ジージー、まるで耳の中でセミが鳴いているようでしたよ。それがタキシフォリンを飲み始めてからは、ほとんどありません。血圧も最高血圧が140㎜Hg、最低血圧が80㎜Hg。正常でしょう。タキシフォリンを飲み始めて3か月くらいで、ここまで下がったんです。」

血糖値は以前は180㎎。糖尿病一歩手前の境界型でしたが、今は150㎎です。

「数値が下がったのもうれしいですが、驚いたのは膝痛がなくなったことです。若い頃ゴルフに夢中で、随分膝を酷使したんですよ。ふだんは階段の上り下りはご免こうむりたい方で、曲げるたびに膝がズキズキ痛んでいました。それが今は、痛かったことを忘れています。家の前の坂道、随分長いんですが、休まず登り切れます。以前は途中で2回くらい休憩していたのにね。」

奥様も降圧剤なしで最大血圧200㎜Hg→150㎜Hg

血圧が下がったのは豊原さん本人だけではありません。75才の奥様も、ご主人の様子を見てタキシフォリンを飲み始めました。実は奥様の方が高血圧は深刻で、最大血圧は200㎜Hg、最小血圧は120㎜Hg。急に血圧が上がって、救急搬送されたこともあるそうです。

それが今は最大血圧が150㎜Hg、最小血圧が90㎜Hg。降圧剤も飲んでおられないとのことです。

「高血圧って怖いんですよ。気をつけていても、さーっと血圧が上がることがあるんです。もし誰もいない時に脳卒中にでもなったら、健康な状態には戻れないです。だから家内は随分気をつけていましたよ。それが今ははつらつとしています。体調もいいみたいで、私もそうだけど若返ったんじゃないかな。本当によいものに巡り合ったと思っています。」

症例4

高血圧、狭心症、糖尿病、肝臓病……、病気のデパートだった私。ほぼ全てが快復して生まれ変わった気分。

広島県　梅川　浩子さん（仮名）主婦　72才

次々と起こる病気に薬はどれも効かなかった

ある程度の年齢になると、加齢による体力の衰えや病気のリスクが増すものですが、梅川さんの場合、あまりにたくさんの健康問題が起こっていました。

「49才の時に高血圧と診断されました。この時は緊急入院になったので、とんでもない数字だったのだと思います。その後51才で狭心症。これ以降はニトログリセリンを手放せない生活が続きました。それから糖尿病、肝臓病……、病気のデパートですよね。」

高血圧と狭心症は関連する病気です。いずれも血管に問題があって動脈硬化が進むと起こりやすい病気です。糖尿病も血管が劣化して合併症として動脈硬化が起こるので、これらの病気は全てつながっていると考えられます。

「降圧剤、ニトログリセリン、血糖降下剤、鎮痛剤などたくさんの薬を飲む生活が15年以上も続きました。鎮痛剤は膝の関節炎用ですが、ふだんの生活で一番つらいのが膝の痛みだったんです。」

ところが、それだけ薬を飲んでいたにもかかわらず、どの病気も改善しなかったといいます。血圧も血糖値も下がらず、膝の痛みはむしろひどくなる一方でした。梅川さんは次第に薬を飲まなくなっていきました。

「薬を飲むのがいやになってしまったんです。病気がちな私をずっと支えてくれた夫が亡くなって、薬も効かなかったし、飲んでいてもしかたがないと思うようになってしまいました。」

そんな梅川さんが出会ったのがタキシフォリンです。色々なサプリメントを試した結果巡り合ったもので、血管や血液によいという効き目が自分に合っていると思ったそうです。

血圧、血糖値、肝機能、心電図…
全ての数値が正常化、もしくは正常目前に

「家事をしても疲れない。夜はぐっすり眠れる。朝はすっきり目が覚める。そのことに気がついたのは、タキシフォリンを飲み始めて2か月くらいたった頃でしたね。それからさらに調子がよくなって、あきらめていた膝の痛みまでよくなってきたんです。」

膝の痛みのために外出も控えめだった梅川さんが、その後は積極的に歩くようになり、体力もついてきたとのことです。よく歩くことで体重も2キロ減り、洋服のサイズが変わったことを喜んでおられます。

よい変化はそれだけではありません。糖尿病、あるいは加齢のためか視力が落ちて目がかすむ症状があったそうですが、今は老眼鏡なしで新聞が読めます。ボランティアの事務仕事も楽になったそうです。

それまでの体調不良、不快症状がほとんどなくなったので、医学的にはどうなっているのか気になり、梅川さんは病院で検査を受けてみました。

「最大血圧は180㎜Hg↓140㎜Hg、血糖値は138㎎／dℓ↓104㎎／dℓです。血圧は140㎜Hg未満が正常なのであと一息。肝機能、中性脂肪、コレステロール、心電図は全て正常でした。診察してくれたお医者さんには、薬はもういらないと言われました。夢のようです。」

検査のたびに薬が増える、と嘆く人は多いものです。薬が増えれば副作用の心配も増えます。それが一切いらなくなるとしたらどんなにいいでしょう。梅川さんは70才を過ぎて、まさにそんな生活を手に入れたようです。

症例5

買い物袋も持てないほどの痛みが消えた。リウマチの症状が全て消失、薬も不用に

広島県　小室真由子さん（仮名）農業　66才

62才で関節リウマチ発症。でも薬は副作用が怖い

関節リウマチは大変な病気です。年をとって関節があちこち痛くなる程度の病気だと思っている人もいるでしょうが、それは老化による関節炎です。リウマチ、正しくは関節リウマチは、関節の痛みやこわばりが徐々に悪化し、体が変形して肢体不自由になることもある重病です。

広島県の小室さんが関節リウマチになったのは62才の時。仏壇にお線香をあげようとしてライターで着火しようとしたところ、手がこわばってできなかったそうです。その後病院で関節リウマチと診断を受け、闘病の日々が始まりました。

「リウマチに効くという漢方薬を飲んでみたりしました。病院の薬は副作用が怖くて。

でも漢方薬は全く効きませんでした。症状はひどくなり、最初指のこわばりだったのが痛みになり、手首、肩、首と痛みが進行して、やがて買い物袋も持てなくなってしまいました。」

最初の診断から1年後、小室さんが病院で検査を受けたところ、リウマチ因子（ＲＦ）が２７０。正常値は20以下ですので、恐ろしいほど高い数値です。その頃には痛みを抑えるため病院の薬を飲むようになっていましたが、改善するわけでもなく、不安は強くなるばかりだったそうです。

タキシフォリンで症状も検査数値も激減。畑仕事も楽しくこなせる

「リウマチとは一生縁がきれない、とがっかりしていましたが、タキシフォリンを飲み始めて変わりました。痛みが日に日になくなっていったんです。」

小室さんがタキシフォリンを飲み始めて１か月後、病院で検査を受けたところ、リウマチ因子は１５０に下がっていました。それから半年後、リウマチ因子はさらに下がっ

て130。タキシフォリンを飲む前は200を切ったことがないとのことなので、この結果はタキシフォリンの効果と考えることができます。

「今は痛みは全くありません。最近は家の生業の農業にも参加するようになって、鍬をふるって畑仕事にはげんでいます。今はリウマチの薬は飲んでいません。」

タキシフォリンは抗酸化力が非常に高いので、炎症を起こし組織や細胞を傷つける活性酸素を抑え込んだと考えることができます。痛みも炎症によって起きるので、炎症が治まれば痛みも終息するのでしょう。

関節リウマチは免疫システムが破綻する難しい病気ですが、小室さんの場合タキシフォリンがよほど体に合っていたのだと考えられます。

症例6

夫婦そろって血糖値が下がり、夜もぐっすり眠れるように。元気になって性格も明るくなった夫

福井県　橋本恵子（仮名）主婦　70才

ご夫婦で糖尿病。そして一緒にタキシフォリンを飲んでおられる方は多いようです。やはりお食事など生活基盤が一緒なので、体調変化も似てくるのかもしれません。

橋本さんご夫妻もそうした方々で、和菓子屋を営んでおられて、甘いものの食べ過ぎが糖尿病の引き金になったのではないかと考えておられます。

「私も夫も根っからの甘党で、仕事をしながら、形の崩れたお菓子や売れ残ったお菓子をよく食べていました。廃業してからもそうした習慣が残って、甘いものは常備するのが当たり前という生活でしたね。だから糖尿病になったのだと思うんです。」

糖尿病と診断されたのもご夫婦一緒だったそうです。血糖値は１６０mg、ヘモグロビンＡ１ｃは７％とのことです。

それから10年あまり。あまり体調はよくなかったものの、それほど真剣に糖尿病のことを考えるわけでもなく過ごしておられたようです。そんな中、衝撃的な事態が起きます。

「同じ糖尿病のいとこが、壊疽で両足を切断することになったんです。いつか私もと思ったら気が気ではなくなりました。その頃です。タキシフォリンに出会ったのは。」

それからの橋本さんは、タキシフォリンを朝晩2粒ずつ飲み、食事も控えめにしました。たったそれだけですが病状は大きく好転します。

「タキシフォリンを飲み始めてまもなく、あれほどだるかった足が軽くなり、楽々と歩けるようになりました。疲れにくくなり、夜もぐっすり眠れます。以前は夜中に何回もトイレに起きていたんですが、今はほとんど起きません。」

血糖値も下がり、１４０mg↓１２０mg、ヘモグロビンＡ１ｃは６・６％↓６・２％。既に正常値です。10年来の糖尿病で、これほど早く改善するのは珍しいと言えます。

ご主人も一緒にタキシフォリンを飲み始めましたが、別人のように元気になったそうです。何となく引きこもりがちだったのが、積極的に外出するようになり、足取りが以前と全く違うとのことです。やはり糖尿病が災いしていたのでしょう。
これからもお2人でいっそう仲良く元気で暮らしていただきたいものです。

症例7

夫の前立腺肥大、私の血糖値大幅改善。体調がよく夫婦ともに若く見られるように

広島県　須山桃子（仮名）主婦69才

頻尿や残尿感などの不快症状が消滅

中高年になって前立腺肥大に悩まされる方は少なくないようです。大きくなった前立腺が膀胱や尿道を圧迫するため、頻尿や残尿感など不快な症状が発生します。よく「おしっこのキレが悪い」「ちょろちょろしか出ないので排尿に時間がかかる」と言い

ますが、これが夜間になると何度もトイレに起きなければならず、よく眠れないなどつらい状態が出てきます。

須山さんのご主人もそうした状態で、日中は10回くらい、夜間も3～4回はトイレへ行くような状態で、外出するのも一苦労だったそうです。症状が年々ひどくなるものの、手術するほどの段階ではないため、なすすべもなく困っておられました。

奥様もご主人のために漢方薬や健康食品などを勧めてみましたが、色々飲んでもかんばしい効果はありませんでした。

「そんな時出会ったのがタキシフォリンです。この成分は、血管を強くし血流をよくする効果があると聞いていました。おしっこというのは血液を濾過した残りの水分だそうなので、血流がよくなればひょっとしてと思い、取り寄せてみました。大体1日3回、食後に2粒ずつ飲んでもらいました。変化が起こったのはそれから2か月後のことです。トイレの回数がみるみる減り、気がついたら日中は3～4回、夜間も1回になっていました。ほぼ正常ですよね。」

3か月目になるとおしっこの1回量が若い頃と変わらないくらいになり、残尿感はなくなったそうです。以前は、おしっこを我慢していると失禁してしまうこともあって、外出には気を使ったそうですが、今はそうしたこともありません。

検査の数値もずいぶんよくなり、ご本人も体調のよさを感じているとのことです。

血糖値が下がり、疲れにくくなった。夫婦で実年齢より若く見られる

「タキシフォリンが効いたのは夫だけではありません。私も以前から血糖値が高いのが悩みでした。それがタキシフォリンを飲んでいたら、大きく下がって正常値になったんです(158mgあったのが105mg)。ヘモグロビンA1cも5・1%と正常値です。

二人とも不快症状がなくなって本当にうれしいです。先日は2人で旅行にも行きましたが、疲れにくいのは確かで、1日中歩き回っていました。その上若返ったと言ってくれる人が多く、本当にうれしいです。」

症例8

高血圧症、糖尿病、腎臓病、腰痛、脊柱管狭窄症…。たくさん病気があっても、体調もよく元気。これで満足

玉川みつえさん（仮名）86才

玉川さんが糖尿病と診断されたのは、15年かそのくらい前のこと。もともと高血圧で通院していましたが、ある時主治医から「糖尿病になっているよ」と聞かされました。検査や治療でずっと通院していたので、いつ血糖値が高くなったのか、いつ糖尿病になったのかはっきりしないといいます。

「お医者さんがね、もう年だから、そんなにがんばらなくていい、と言うんです。普通は食事制限が厳しくて、あれは食べちゃダメ、これは食べてもいいとうるさく言われるものなんでしょうが、幸か不幸か私はそうではありませんでした」

そのため玉川さんの血糖値やヘモグロビンA1cは、基準値よりはやや高め。好きな甘いものも食べたければ食べるし、自由に食事を楽しんでいるようです。

「糖尿病のために腎臓もあまりよくないし、疲れやすいです。他にも脊柱管狭窄症で腰痛がつらいし…、もういくつも病気を持っていてねえ。薬局で薬をもらう時、多分その薬局で一番たくさん薬を飲んでるのは私（笑）。」

たくさんの病気があるといいながら、とてもほがらかな玉川さん。とても86才とは思えません。その明るさのもとになっているのが、本来のお人柄とタキシフォリンかもしれません。

「通院はきちんとしていて、検査も定期的に受けています。あまり変わらなかった数値（ヘモグロビン）が8・9から7・6に下がったのはタキシフォリンを飲み始めてからなんです。他にも色々な病気を抱えていますが、何とか体調もよく生活できているのは、ひょっとすればタキシフォリンのおかげかな、と思っています」

糖尿病はもちろん、腎臓も腰痛も、血管や血液と無縁な病気はありません。血管や血液の状態がよくなれば、病気自体が治らなくても体調が改善するのは充分ありえることです。

「昔は75才まで生きられればいいくらいに思っていましたが、もう86才です。色々な人の助けを頂いてありがたいです」

症例9

副作用もなく体に負担のないタキシフォリンで西洋薬にない改善

愛知県　河合善次さん　84才

「糖尿病になったのは、お酒が原因じゃないかと思っています」

自嘲気味に話を始めたのは、農業を営んでおられる河合善治さん。84才の現在も畑に出て、様々な野菜や果物を作っておられるそうです。その長い経験から、ご自身で作った果物の糖度がわかり、食事と血糖値との関係もわかるといいます。

通院しインスリン注射もしていますが、ちょっと効きすぎて低血糖を起こしたこともあります。

「危なかったね。クルマの運転をしていたら目が回って、気持ちは悪くなるし。インスリンをやっていれば大丈夫ではなくて、低血糖には本当に要注意。やっぱり西洋薬は、効き目はいいけれど副作用がある。だから薬の量には気をつけているんですよ」

低血糖は、きちんと治療を受けている人が気をつけなければいけない副作用です。多くの糖尿病患者が経験しており、血糖値や合併症とは異なる対策をしていなければなりません。河合さんのようにクルマの運転中に起これば大変危険です。

「薬（インスリン）だけに頼りたくないから、食事は自分で気をつけてますよ。基本的に少食にしていて、インスリンの量も少しずつ減量できているんです。できればインスリンなしにしたいんだけど、それはまだちょっと難しいかな」

以前は桑の葉等さまざまなサプリメントを試してみたそうですが、タキシフォリンの効果はとても早く、ヘモグロビンA1cは7・8から6・8に。だからといって副作用は全くなく、自然の生薬には力があると感じておられるそうです。

「2020年7月から飲み始めましたが、その頃300もあった血糖値がスルスル下がって医者がびっくり。何か特別なことをしているのかと聞かれましたが、わかってくれるかどうかと思って、タキシフォリンのことは言わずじまいでした。否定する人もいるからね。ヘモグロビンが下がった時は体が軽くなりました。眼底出血もなくなったんですよ」

タキシフォリンの良さに関心した河合さんは、糖尿病で苦しんでいる知り合いの方に勧めることもあるそうです。

「糖尿病になったら終わりじゃなくて、自分でよりよい方法考えなくちゃ。タキシフォリンみたいに副作用なく、薬を減らすものもありますから。糖尿病だけじゃなくて、色々な病気で困っている人がいたら、勧めてあげて、いい結果になることもありますよ」

症例10

「半信半疑」から「欠かせない」存在に。ヘモグロビンA1cが下がってずっと安定している

熊本市　K・Yさん　70才

K・Yさんが糖尿病になって10年以上になります。毎年受けている人間ドックで、少しずつ血糖値が上がっていくのがわかっていましたが、結局糖尿病の域になってし

まったそうです。通院して治療を続けていますが、食事療法や薬物療法では血糖値やヘモグロビンA1cがなかなか安定しなかったそうです。

ある時タキシフォリンの存在を知り、ひょっとしてと思って取り寄せ、飲みだしたのが2018年です。半信半疑だったそうですが、不安定で高め（7・0〜7・5）だったヘモグロビンA1cが下がり、6・5〜6・7で安定するようになりました。

「主治医は、お年から言ってそのくらいでいいでしょう、と言ってくれるので、自分も安心しています」

食事療法では、どうしても食べ過ぎることがあり、自己管理は難しいものです。K・Yさんも以前はそうでした。ところがタキシフォリンを飲み始めて、あまり変動がなくなったと驚いておられます。

「タキシフォリンを2年以上飲んでいます。体調もよく、自分にとっては欠かせない存在です。これからも続けていきたいと思います」

K・Yさんは毎日5キロ〜10キロのウォーキングを続けています。

「朝5キロ、夕方5キロで合計10キロですが、毎日ではなく朝だけ5キロの時もあれば夕方5キロだけの日もあります。ゴルフもしているので体を動かすのは好きですね」

食事療法、薬物療法、そして運動療法。糖尿病には特に運動療法が効果的だと言われています。加えてタキシフォリンのようなサプリメントがあればさらに強力です。

K・Yさんのライフスタイルは理想的だといえそうです。

症例11

悪玉コレステロール、中性脂肪も下がった。肌もきれいになった。今は家族にとってなくてはならない存在

香川県　M・Hさん　75才

M・Hさんがタキシフォリンを飲み始めたのは2017年のこと。もともと甲状腺機能低下症という持病があり、それが原因で全身に様々な症状が起こります。血管や血液をきれいにするタキシフォリンのことは新聞広告で知り、ひょっとして自分の

様々な症状の改善になるかと思って飲み始めたとのことです。

「悪玉コレステロールや中性脂肪は見事に改善しました。期待以上と言っていいです。γＧＯＴやγＧＴＰも下がって脂肪肝も改善したんですよ。

私はかなり前から甲状腺の機能が低下していて、そのために色々な症状が起こるんです。内臓だけでなく皮膚にも影響があって、乾燥してシミがたくさん出来ていました。特に手の甲。炊事をすると手が荒れますが、私の場合、それが人一倍ひどいんです。シミも特にひどかった。自分で見るのもいやでした。それがタキシフォリンを飲んでいるうちにだんだん肌がきれいになって、シミも随分薄くなりました」

甲状腺機能低下症では他にも、全身のむくみや疲労感、気力の低下なども起こります。Ｍ・Ｈさんの場合、全くお酒を飲まないのに脂肪肝になったり、高血圧になるといった症状がありました。血圧には変化がなかったそうですが、脂肪肝やお肌の乾燥など様々な症状が改善しています。

「私と妹、そして96才の母の３人で愛用しています。母は高齢ですがとても元気な人で、身の回りのことはほぼ自分でできます。タキシフォリンを飲み始めてから、お肌のつやがよくなりましたね。妹と私は、髪の毛が濃くなったことも喜んでいます。増毛というほどではありませんが、この年になって髪の毛が増えるのは嬉しいですよ。妹もタキシフォリンを飲み始めてから体調がいいようで、あれがないとダメ、と言っています」

M・Hさんは病院で甲状腺ホルモン補充療法を受けておられますが、「体から自然に出てくるものとは違う」そうです。その点タキシフォリンは、体から出てくるものではないとしても自然に近い感覚があると満足しておられます。

「一時、忙しくて、一週間くらいタキシフォリンを飲めない時期があったのですが、体がしんどくて。やはり私、それから妹や母にも欠かせない存在です」

以上11名の方のタキシフォリン体験をご紹介しました。最後に、タキシフォリンというサプリメントに出会ってその薬理作用に魅せられ、多くの人に普及してこられた薬剤師・藤井裕久氏のお話をご紹介します。

父の糖尿病・合併症と死が教えてくれた毛細血管血流の重要性

東京都　薬剤師　藤井裕久　氏

父の死で西洋医学の限界を痛感

「私がタキシフォリンの存在を知ったのは、2007年2月でした。ついに、自然物としては最高の血管・血流改善物質に出会ったと確信しました。」

薬剤師としては〝血管・血流改善〟に精魂を傾け続けてきた薬剤師・藤井裕久氏は、

タキシフォリンについて熱く語ってくれました。

藤井氏は、やはり薬剤師だったお父様を糖尿病で亡くしておられます。ご両親とも進取の気性に富む薬剤師で薬局チェーンを経営しておられたのですが、お父様は長く糖尿病とその合併症に苦しんでおられました。

「動脈硬化から狭心症などまで、血管系の合併症はほとんど出ていました。父は西洋医学一辺倒の治療を続けていましたが、治るどころか合併症は増えてゆくばかりなのです。その上大腸がんと脳腫瘍も発症していて、どんどん追い詰められていったのです。心臓血管障害、脳血管障害、がんと、三大疾患の全てが揃った状態だったわけです。」

藤井氏もご両親の後を追って東北薬科大学で薬学を学び、薬剤師として病院の薬局で処方を担当することになりました。もちろん西洋医薬の処方です。

「薬科大学で学ぶのは高度な西洋医薬理論であり、論理的にきちっと説明が付いていて、しかも臨床試験でエビデンス（効果の科学的証明）が確立されている処方ですから、はじめは疑いもなく西洋薬の処方に打ち込みました。」

ところがもう一方では、お父様の糖尿病が泥沼状態になっていきます。

「理論的にはこんなにしっかりしている西洋医学で、なぜ父の糖尿病が改善しないのか。不安な気持ちで見守るしかなかったのですが、父は西洋医学にしがみついたまま、最後は医療ミスがきっかけで亡くなってしまったのです。

結局西洋医学は、父の糖尿病に手も足も出なかったわけです。少なくとも糖尿病治療については、どこかで治療法がずれているようだ。父の死はそのことを教えてくれています。」

藤井氏の心の内に、猛烈な怒りの感情が湧き上がりました。それまで絶対的なものとして信じてきた西洋医学への怒りでした。

「その怒りをもう少し正確に言うなら、人の体というものは西洋医学の論理だけで割り切れるほど底の浅いものではないだろう、ということでしょうか。目の前の症状をとりあえず改善させるには西洋医学は確かに効果がありますが、根本治癒には結びつきにくい。

病気は原因から対処しなければ、根治に結びつきません。父を倒した糖尿病でいえば、膵臓、ランゲルハンス島のインスリン産生能力の回復と毛細血管をはじめとした血管・血流の強化です。

そこから私の視野には、漢方や自然療法、食養など西洋医学の外に広がる健康回復手段が入ってくるようになったのです。」

父親が亡くなると同時に藤井薬剤師はチェーン店を閉じ、自然療法やハーブなどの研究、実践に進むことになりました。

「そのとき私を支えてくれたのは小川三郎博士の著書『毛細血管像と臨床』でした。それは、60年間にわたり毛細血管の血流改善によって病気を治してきた小川博士の、臨床研究の蓄積から導き出された〝根本治癒〟への道標ともいえる研究書でした。

逆にいえば、毛細血管の障害を放置しておくと多様な病気が発症してくるということです。父の糖尿病による多様な合併症の発症とまさにピタリ重なり合う症状が、全てそこには網羅されていました。そして毛細血管を強化するのは、いわゆる西洋薬ではないことが明確に示されていました。」

イチョウ葉エキスからタキシフォリンへ

「日本人の3大死因は多いほうからがん、心臓疾患、脳血管障害の順ですが、これは65才くらいのところを採っているもので、実は80才まで含めた確定死亡原因では、断然心臓疾患と脳血管障害が多数派になるものです。

がんはもちろん大変ですが、血管・血流に関わる病気はいったん起こってしまうと後遺症が残りやすく、長く苦しまなければなりません。しかし糖尿病も含めこの疾患は適切な予防処置を講ずることによって、確実に防ぐことが可能なのです。しかも薬ではない自然療法のなかに、予防に役立つアイテムがたくさんある。父の悲惨を身近に見てきた私はぜひそのお役に立ちたいと、薬剤師という立場でできることを探ってきました。」

自然素材の働きを広く渉猟する中で、藤井氏が目を付けたのはイチョウ葉エキス。13種類のフラボノイドが含まれていて、動脈と毛細血管の血液循環を改善するとともに、抗酸化作用により血管壁の強化にも効果的です。もう1つの成分であるギンコライドはアレルギーを予防します。日本では機能性食品ですが、ドイツ、フランスなどヨーロッパでは脳や心臓の血流改善薬として知られ、長年売上げ1～2位を誇ってきた医薬品です。脳血管性の認知症に有効なことも明らかになっています。日本でも早くから老人疾患専門病院などで初期認知症患者に使われて、改善効果をあげていました。

藤井氏は、自らイチョウ葉エキスに血液をサラサラにするナットウキナーゼと血糖降下作用のあるタマネギエキスを配合した「動脈硬化・微小循環改善機能性食品」の開発に着手し、完成させます。

「これは血管・血流に問題のある方々や糖尿病の方にとても好評で、多くの方に愛用していただきました。全体的にじっくりと確実に改善していく実感が得られるのです。自然物のよさが狙い通り出たのですが、6年目に入った頃製薬会社の関係から原料であるイチョウ葉エキスが入手しにくくなりまして……どうしたものかと悩んでいる時、まるでタイミングを合わせたかのように、ロシアからシベリア産カラマツのタキシフォリンが輸入されるということを耳にしたのです。

ロシアの大学や製薬会社の研究と臨床データを集めて検証してみると、まるで理想の血管・血流改善物質ではありませんか。しかも糖尿病に対するしっかりした臨床データまで揃っていたのです。」

2型糖尿病患者に対する比較試験で効果に大差

しかもロシアの2型糖尿病での臨床試験は、タキシフォリンとイチョウ葉エキス薬品の効果を比較した研究まであったのです。

比較試験対象の糖尿病患者は、全員がすでに合併症である糖尿病性網膜症を発症しており、軽度の腎症も起こっていました。一つのグループにはタキシフォリンを一日120mg投与。もうひとつのグループにはイチョウ葉エキスをやはり120mg投与。それを12週間続けて結果を比較する臨床実験です。

両グループともはっきりした抗酸化効果と血糖降下作用がみられました。両方とも糖尿病改善に有効なのです。ただしロシア側の臨床実験では、その程度にはかなりの差異も現れていたのです。

「もっとも気になる血糖のほうですが、糖化ヘモグロビンの値がタキシフォリン投与群では、8・2%下がりました。しかしイチョウ葉エキス投与群では、3・8%しか下がっていなかったのです。

そして糖尿病性網膜症ですが、こちらはさらにくっきりした差が出ました。タキシフォリンを投与した群では、全員にはっきりした視力の改善が見られました。眼底検査で、網膜の毛細血管の状態が非常によくなり安定してきたのです。でもイチョウ葉エキス投与群では、視力改善は見られなかったというのです。

両方の投与群で高脂血症の改善がみられたのですが、特にタキシフォリン投与群では、血液中の脂質スペクトルが正常化し、血小板膜内の過酸化脂質減少が顕著であったことから、血管壁の損傷を引き起こす酸化ストレスが退けられたものと考えられるのです。そのため網膜の毛細血管が保護され、視力の改善が起こったものと結論付けているのです。

研究者はこの臨床試験の結果を次のようにまとめ、糖尿病・合併症の改善という面ではタキシフォリンのほうが優れていると結論づけています。

〝タキシフォリンは細胞膜の安定化をもたらすことによって、インスリン感受性を高め、その結果としてヘモグロビンA1cが改善される。脂肪代謝の改善としては、脂質ハイドロオキサイドの生成を遅らせることにより毛細血管への損傷を抑制。その結果糖尿病網膜症を安定させる〟。」

藤井氏は、この臨床試験結果を目にした時、運命のようなものを感じていたといいます。

「私はこの臨床データを読んで、すぐに輸入されたタキシフォリンの現物を取り寄せました。そして私なりに人で試してみました。それまで糖尿病に効果的なものはないかと相談を受けていた方々に声をかけて、試していただいたのです。

結果はベストでした。タキシフォリンはイチョウ葉エキスの持つ機能は全て備えていました。その上さらに多彩な作用を発揮するではありませんか。ナットウキナーゼもタマネギエキスも配合する必要がありません。タキシフォリンそのもので、少なくとも小川博士が著書で願った毛細血管血流改善効果がすべて満たされるのです。こんなパーフェクトなものがまだ私たちに知られず存在していたのか、と天に祈るような気持ちになりました。」

２００７年5月。周囲の人に飲んでもらって確信を得た藤井氏は、タキシフォリン普及に乗り出しました。その後1年でタキシフォリンを飲んだ人は、１５００人に達したそうです。

早い改善効果にびっくり

「実際にタキシフォリンを飲んでいただいて……すごい！の一言でした。何がすごいって、よい変化が出るのが早いのです。」

最も早かったのは、耳鳴りが1時間半で消えた男性だったといいます。74才になる古田政治氏（仮名）は耳が遠く、耳鳴りにも悩まされていて補聴器を使っていました。たまたまタキシフォリンの試供品をもらったことから、16時半頃1粒飲んだそうです。そして18時頃、ふといつもの耳鳴りが止んでいることに気づきました。古田氏は寝る前の22時頃もう一度1粒飲んでみました。せっかく止まった耳鳴りが戻ってくるのを阻止したかったからです。

「すると普段夜中に3回くらいトイレで目覚めるのが、その夜は1回ですんだというのです。耳鳴りもなし。古田氏はその後もちゃんと購入してタキシフォリンを飲み続けて、耳鳴りはたまにあってもすぐに消えるということです。耳の聴こえそのものもよくなって、最近では補聴器をつけるのも忘れるほどだということです。」

耳鳴りというのは現代医学をもってしても、最も治りにくい難物です。

「飲んだその日に目の〝かすみ〟が改善した方もいます。最も何でも早く改善すればよいというわけではなく、基本的に動脈硬化や毛細血管の微小循環障害など根本的な部分からじっくり改善していく意味が大きいですね」と藤井氏は強調します。

自然のもので薬の量をコントロールする

藤井氏は続けます。

「タキシフォリンのすごさのもう1つは、思ってもみないようにあらゆる方面の症状に、それなりの健康増進作用があることです。もちろん病気にはきちんとした治療法や薬があるのですから、その治療をまず受けていただくべきですが、その補助に飲んでみるとか、病院に行くまでの間にちょっと試してみるというのもいいのではないか。

家庭常備の健康アイテムに使えるような気がします。」

低体温の人の体温が上がった。関節が痛くて正座できなかったのが、数日で正座できるようになった。不眠症が軽減した。不整脈があって病院の薬を飲んでもなかなか改善せず不安だったのが、タキシフォリン併用で飲むようになったら間もなく異常が少なくなってほっとしたという人などもいるそうです。

「実際病院の薬や治療と併用したら、急にその治療効果が現れるようになった、とお喜びの方は多いですよ。理由はそれぞれ異なるでしょうが、私は根っこのところでは多分体の隅々まで血流が改善する結果、薬や治療が病患部に届きやすくなるのではないかと思うのですが……。

高血圧の薬を6年間も飲んでいて、タキシフォリンを併用したら次第に安定し始めて、今病院の先生と降圧剤を減らす相談中という方がおられます。」

当時66才になる広島の女性患者、滝山悦子さん（仮名）がその方です。滝山さんの手記があります。

「私は60才のとき血圧が高いと指摘され、病院から降圧剤（アムロジン）を処方され1

日1回服用してきました。ところが昨年秋口から血圧が下がりにくくなってしまい、降圧剤をもう一種類（ティオバン）追加されました。それでも起床時153～85㎜Hgあって朝食後薬を服用し、お昼ごろ測定するとやっと145～95㎜Hgになるのです。そして夕方近くなると再び上昇してくる。

その3か月前にたまたま藤井先生にタキシフォリンという機能性食品のことを聞いて、試しに食べてみることにしたのです。1日2粒を2回に分けて飲みました。

2日目あたりで朝の目覚めがよくなりました。血圧が高くなってから首から頭にかけての重い感じがしていましたが、それも軽くなりました。

さらに5日目になって、起床時の血圧が134～80㎜Hgになってびっくりしました。降圧剤をずっと服用していますが、そんなに下がったことはないのですから。

そして3か月たった今も血圧はずっと140㎜Hg以下で安定しているものですから、病院の先生とそろそろ薬を減らそうかと相談しているところなのです。薬ではないタキシフォリンをどのくらいの量にして、降圧剤をどのくらいに減らすか、そのバランスを探っている最中で……。すごいですよね。薬ではないもので薬の量をコントロールできるなんて。」

この最後の言葉こそ、藤井氏の考える自然のものによる健康コントロールの真髄であるのかもしれません。

第7章

タキシフォリンに関するQ＆A

Q1 タキシフォリンとはどんなものですか？ これまで聞いたこともないのですが。

A もともとはシベリア産カラマツから採集されるエキスです。

シベリア産カラマツはマイナス67℃にも達する永久凍土に生息し、寿命は数百年と言われています。現地の人々は何百年も前からこの木を「神の木」としてあがめてきました。またこのカラマツの樹皮を剥いで、木の部分を削って、魚粉や馬乳と共に煮出したものをサスナーといい、病気を遠ざけ、健康を守る薬として大切にされていました。

このエキスが科学的に研究されるようになったのは1960年代になってから。ロシアの有機化学者が民間療法の素材として注目し、木質部から生理活性成分として分離したのがタキシフォリンです。

タキシフォリンはその高い抗酸化力で血管の健康を保つ働きがあるとして、ロシアで医薬品として承認され、医療現場で使われています。またサプリメントとしても承認されているため、一般家庭でも使われています。

Q2 タキシフォリンにはどんな健康効果があるのですか?

A 強力な抗酸化作用があり、活性酸素による害を解消します。

抗酸化作用とは、活性酸素による酸化ストレスを消去する作用です。活性酸素は、がんをはじめ様々な病気の原因になるとして、今日研究が盛んになっています。例えば遺伝子を傷つけてがんを発生させたり、膵臓を傷つけて糖尿病を発生させたり、皮膚を傷つけてシミやシワを作って肌の老化を進めたりと、枚挙にいとまがありません。酸化ストレスとは活性酸素による傷害を意味します。

しかし活性酸素は、我々が呼吸する酸素の一部が電子的に不安定になっているものであり、細菌やウイルスを除去するようなわけにはいきません。活性酸素と結びついて安定させるものでなければ効果は望めないのです。

タキシフォリンは、これまで発見された天然の物質の中で最も強力な抗酸化作用があるため、活性酸素の害を防いで病気の予防や改善に役立つとして次第に注目を集め始めています。

Q3 我々の体にも酸化ストレスに対抗する力があるのではないですか？

A ありります。代表的なのがスーパーオキシドジスムターゼ（SOD）、カタラーゼ、グルタチオンペルオキシダーゼなどの抗酸化酵素です。

これらの酵素は、体内で作られ、全身の細胞内や細胞外の体液中に存在しています。そして次々に発生する活性酸素と合体することで酸化ストレスを解消し、無害化してくれます。

ところがこうした抗酸化酵素は、加齢と共に次第に減っていきます。既に20代から少しずつ減りはじめ、40代頃から急激に少なくなっていきます。抗酸化酵素が減少すると、体内で活性酸素を抑え込むことができなくなり、悪影響が増え、老化し、病気になりやすくなるのです。

そこで食べ物から抗酸化物質を摂取して、活性酸素に対抗する力を落とさないようにしなければなりません。

Q4 どんなものを食べれば抗酸化力を保つことができますか?

A 代表的なものがビタミン類です。

例えばビタミンC、ビタミンEなどは抗酸化ビタミンと呼ばれ、主に野菜から摂取できます。ほうれんそうやカボチャなど緑黄色野菜に含まれるβカロテンやトマトで有名なリコピンなどのカロテノイドも、重要な抗酸化物質です。

ミネラル(微量金属)も有用です。いわしに含まれるセレン、干しエビやレバーに多い銅、生姜や海草、豆類のマンガン、カキやしじみに多い亜鉛は抗酸化ミネラルとして位置づけられています。

お茶のカテキン、タンニン、ブドウのアントシアニン、赤ワインのレスベラトロール、蕎麦のルチン、大豆のイソフラボンなども近年高く評価されています。

こうした食品から摂取できる抗酸化物質は、体内の抗酸化酵素が減少する中高年以降は特に意識して摂取していただきたいものです。

Q5 タキシフォリンは糖尿病に効果があるのですか？

A タキシフォリンの強力な抗酸化力は、高血糖による血管の酸化を防ぎ、動脈硬化を防ぐ働きがあります。結果の1つとして血糖値が下がる人が多いようです。

糖尿病の高血糖による動脈硬化は全身の血管に及び、毛細血管で起これば神経障害や腎症、網膜症などの合併症を引き起こします。また心臓や脳の太い血管で起これば狭心症や心筋梗塞、脳梗塞など命に関わる重病につながります。

こうした合併症を起こさないためにも、タキシフォリンのような強い抗酸化力を持つ物質で動脈硬化を未然に防ぐことが大切です。

また強力な抗酸化作用は血液成分の酸化、糖化を防ぎ、健康な状態に戻す働きがあります。健康な血液は、どんな医薬品より治癒力があります。これによって神経や血管のダメージは徐々に回復すると考えられます。

Q6 タキシフォリンは糖尿病の合併症である神経障害や網膜症にも有効ですか?

A タキシフォリンは毛細血管の劣化、老化を防いで保護する働きがあ

るので、毛細血管の機能の低下による腎症や網膜症にも有効だと考えられます。

またタキシフォリンの強力な抗酸化作用は血液成分の酸化を防いで、赤血球の変形能を良好にして血流をよくします。血管と血液の両方に働きかけるので、毛細血管のようなきわめて細い血管にも有効なのです。

毛細血管は直径が5～10ミクロン（1ミリの100分の1～200分の1くらい）ときわめて細く、直径7ミクロン前後の赤血球はそのままでは通り抜けられない血管もあります。そのため赤血球は細長く変形して狭い血管を通り抜けています。これが「赤血球の変形能」で、酸化や糖化が進むと変形できなくなり、血管が詰まったり血流が悪くなったりします。

タキシフォリンは血管や血液成分の酸化と糖化を防ぎ、毛細血管の血流をよくする働きがあるのです。

Q7 タキシフォリンは、糖尿病の高血糖によるタンパク質の糖化現象を防ぐことができますか?

A 間接的に防いでいると考えられます。

高血糖によって血管などのタンパク質が糖化されると、血管壁のコラーゲンが硬くなってしなやかさを失い、動脈硬化を進行させることがわかっています。また血液成分のタンパク質(例・ヘモグロビン)も糖化するため、血流が悪くなり、血栓を作りやすくしてしまいます。

糖化という現象は、それに引き続いて炎症反応を起こし、血管などの組織を傷つけます。ここで炎症を起こすのは活性酸素です。タキシフォリンの抗酸化力は、こうした活性酸素の酸化ストレスを消去する働きがあるので、糖化が招く周辺組織の炎症を抑えます。

糖化によって硬くなった組織は、代謝が遅くなかなか元に戻りません。タキシフォリンの抗酸化力は硬くなった組織の炎症を抑えて傷を防ぎ、修復につなげるので、結果的に糖化を抑制し改善を促すと考えられます。

本書第4章に、タキシフォリンによる抗糖化実験が紹介されているので、ぜひご参照ください。

Q8 自然界には、タキシフォリン以外にも抗酸化物質はありますか？

A たくさんの抗酸化物質があり、医薬品になっているものもあります。

タキシフォリンは、もともと樹齢数百年といわれるシベリア産カラマツから抽出されたフラボノイドの一種です。このような植物由来の抗酸化物質をファイトケミカルといい、今世界的に注目され、研究が進められています。

例えばフランス海岸松のピクノジュノールは有名です。あるいはヨーロッパのセイヨウイチイからは、強力な抗がん剤タキソールになるパクリタキセルが採集されます。糖尿病薬ＳＧＬＴ２阻害薬はリンゴの木からとれるフロリジンが原料ですし、鎮痛剤のアスピリンは柳の木から、マラリアの特効薬キニーネはアンデス山脈のキナの木から採集されました。

このように様々な自然由来の抗酸化物質があり、既に医薬品化されたものも数多く存在します。

タキシフォリンは医薬品ではありませんが、その抗酸化力は群を抜いており、サプリメントとしては最強と考えられます。

Q9 タキシフォリンは、糖尿病以外の血管障害に効果がありますか？糖尿病ではない心臓疾患などに対してはどうでしょうか？

A 糖尿病でない血管障害においても効果は変わらない、あるいは効果はやや早い可能性があります。

タキシフォリンの抗酸化力は、血管や血液成分で発生している活性酸素に対して働きます。高血糖の場合、活性酸素の発生量はそうでない人より多いはずです。そう考えると同じタキシフォリンの抗酸化力でも、糖尿病でない場合の方が効き目が早いと考えられるからです。脳梗塞や網膜症、腎症、あるいは全ての心臓疾患などにおいても同様のことが考えられます。

ただし糖尿病である方が、そうでない人よりより多くの酸化ストレスを抱えているので、タキシフォリンを使用する意味や価値は大きいと言えるでしょう。

Q10 タキシフォリンは1日のうち、いつ飲むのが最も効果的でしょうか？

A 医薬品ではないので、いつ飲んでもさしつかえありませんが、最も吸収がいいのは食事の前後です。

一度に飲むより朝夕、あるいは朝、昼、夜の食後などある程度分けて飲んだ方が、効き目が均等になってよいと考えられます。

特に糖尿病の場合、その進行を防ぐため、飲んだり飲まなかったりするよりは定期的に飲んだ方が、よい結果につながると考えられます。

しかし仕事上外出が多い方などは、つい忘れるという場合もあるでしょう。その場合は起床時と就寝時など、飲みやすい時間、忘れにくい飲み方でよいでしょう。

Q11 タキシフォリンは1日にどれくらい飲んだらいいのでしょうか?

A 医薬品ではないため、はっきりと決まった量はありません。目安としては1日2粒くらいから、様子を見て加減してはいかがでしょう。

早く効き目を知りたい場合は少し多めから、ゆっくり体調を改善したい場合は少な目から始めることもできます。ご自分の体感で量を調整することが可能なので、効果が充分だと感じられたら量を減らすこともできます。

Q12 糖尿病の薬を飲んでいますが、タキシフォリンを一緒に飲んでもかまいませんか？

A 問題ありません。ほとんどの方がお薬と一緒に飲んでいます。

薬の飲み合わせを相互作用といい、基本的には気をつけなければならない問題です。しかしタキシフォリンの場合、糖尿病の薬と相互作用を起こす可能性のある成分は含まれていません。また、これまでそうした問題は寄せられていません。

Q13 タキシフォリンには副作用はありませんか？

A ありません。

日本食品分析センターで行った急性毒性試験では、最も安全なことを示す「Ib‐50：2000mg／kg以上」となっています。開発地のロシアで行った安全性試験では、急性毒性試験、亜急性毒性試験、慢性毒性試験のいずれも問題なしです。また遠隔期後遺症（アレルギー反応、免疫抑制、胎児毒性、催奇形性、変異原性）を惹起しないという結果が出ています。

医薬品は特定の成分を凝縮して特定の作用に特化しているため、効き目が強い反面副作用も起こりやすくなります。しかしタキシフォリンは、抽出された成分そのものを重視しているので、生薬として体全体に働きかけます。これまでも健康被害や副作用の報告はありませんでしたので、安心して飲用していただけます。

Q14 タキシフォリンは糖尿病や動脈硬化以外にどんな健康効果がありますか？

A 高い抗酸化力が皮膚の老化を防ぐので、美容効果、美肌効果が期待できます。

皮膚の表面は紫外線によって発生する活性酸素で脂質が酸化し、細胞膜が酸化し、常にダメージを受けています。若い時には抗酸化酵素などの働きでダメージを修復する力が充分あります。そのため日焼けもじきに回復して白い肌に戻るのです。しかし加齢に伴い抗酸化酵素は減少し、ダメージから回復する力が低下してくるので、なかなか元通りの肌には戻らないのです。

タキシフォリンの強力な抗酸化力は、酸化によるお肌の劣化、老化を防いで若返り効果、美肌効果があります。

また毛細血管を保護する力が強いので、お肌の血流を改善し、皮膚細胞の代謝をよくする効果も期待できます。

Q15 タキシフォリンを飲んでいると調子がいいのですが、ずっと飲み続けなければいけないのでしょうか？

A 薬ではないので、いつ止めても問題ありません。

糖尿病の場合、薬を飲みながらタキシフォリンを使っている人が多いようです。タキシフォリンを併用することで、血糖コントロールがうまくいくようになったという感想がたくさん寄せられています。血糖値が安定したからタキシフォリンを減らしたりして調整する人もおられます。ただし薬の減量の場合は自己判断は禁物です。きちんと医師と相談して減量していきましょう。

おわりに

糖尿病の主治医は自分自身である。食事と運動とタキシフォリンで糖尿病を克服する

医学研究の進歩は、必ずしも予定通り真っすぐ行くとは限りません。最新の知見によって、これまでの治療の考え方が間違いであったことがわかり、方向転換を迫られることがあります。

糖尿病に関しても、ここ数年変わって来たことがあります。1つは「食後高血糖が最大の問題」だという発見です。「高血糖が問題」なのは何十年も前からわかっていましたが、それが「食後」に限定されたのは驚くべき変化です。

これによって糖尿病の食事療法に関して議論が起こっています。本書でも触れてい

る「カロリー制限食」より「糖質制限食」の方が有効だとする議論です。

食後血糖値を上げるのは糖質だけです。それなら従来の「糖質が半分量を占めるカロリー制限食」は、むしろ食後高血糖を招くので間違いだという意見。糖質さえ控えればタンパク質や脂質はたくさん食べてもかまわないというのが「糖質制限食」で、実際に血糖値が下がる人が続出しているようです。

これに対して糖尿病学会は否定的ですが、既に病院食として採用している大きな国立病院もあります。糖尿病治療の要である食事療法が、医療機関によって異なるという事態になっているのです。

誰のいうことが正しいのかわからない。患者さんは、こうした現状に大変とまどっているのではないでしょうか。

「糖尿病の主治医は自分自身である」という言葉があります。まさに今にふさわしい言葉です。

食事療法、運動療法、薬物療法、どれも大事です。この3つを人の言いなりではなく、自分で考え自分に最も適した方法で選択し組み立てることが、最もよい結果をもたらすはずです。もちろん糖尿病という病気のメカニズムや医学治療の内容を勉強した上で、ですが。

代替補完療法もその範疇に入ります。民間療法やサプリメントを頭から否定する時代ではありません。よいものは必ずあります。

植物フラボノイドは今非常に注目されるファイトケミカルの一種で、特に厳しい環境の中で何百年も生きる樹木から抽出された物質の中から、たくさんの医薬品が生まれています。タキシフォリンは日本では医薬品ではありませんが、その出自はまさにそうした物質で、その抗酸化力は特に血管の劣化、老化に対する強力な抑止力になります。

もし食事療法、運動療法、薬物療法の3つを行い、うまくいかない、ほかにも何か試してみたいというのであればタキシフォリンはお勧めです。ご自分で糖尿病の治療法を組み立てる時に、ぜひ候補としてお考えいただきたい。タキシフォリンは、おそらく多くの糖尿病の患者さんにとって高い確率で有用な物質です。

◉ 監修者プロフィール

木村修一 （きむら・しゅういち）

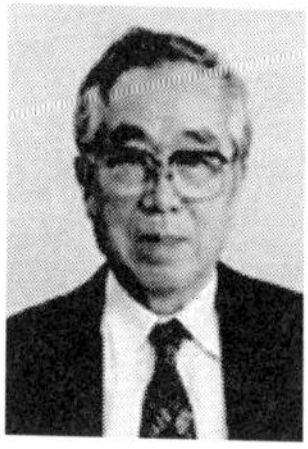

東北大学名誉教授
加齢・栄養研究所 所長
農学博士
昭和女子大学名誉教授
理化学研究所 客員主幹研究員
特定非営利法人 国際生命科学研究機構 会長
（第１章～５章の学術部門を監修）

◉ 著者プロフィール

犬山康子

医療ジャーナリスト

1959年生まれ。出版社勤務を経てフリーランスとして活動。
子どものアレルギーをきっかけに健康・医療に興味を持ち、
自然療法、東洋医学などの研究、執筆活動を展開中。
一児の母。

参考文献

『糖尿病はこうして防ぐ、治す』河盛隆造監修　講談社
『「糖化」を防げば、あなたは一生老化しない』　久保明著　永岡書店
『糖尿病とつき合ってこの10年でわかったこと』　阿部博幸著　青萌堂
『病気がどんどんよくなる「腸のお掃除」のやり方』吉村尚美著　ナショナル出版
『自分で防ぐ・治す糖尿病』帯津良一　川上正舒監修　法研
『血管を強くして突然死を防ぐ』　池谷敏郎著　すばる舎
『シベリア健康法』旭丘光志著　メタモル出版

本書を最後までお読みいただきまして
ありがとうございました。

本書の内容についてご質問などがございましたら、
小社編集部までご連絡ください。

総合科学出版編集部

TEL:03-6821-3013

FAX: 03-3291-8905

増補版
血管と血流をきれいにするだけで糖尿病はグン！とよくなる

2021年 1月5日 初版第1刷
2022年 11月1日 第3刷

著 者 犬山康子
監修者 木村修一

発行人 西村 貢一
発行所 株式会社 総合科学出版
〒101-0052
東京都千代田区神田小川町3-2 栄光ビル
TEL 03-6821-3013
URL http://www.sogokagaku-pub.com/

印刷・製本 株式会社 文昇堂

ISBN978-4-88181-362-1